儿童
急救常识

薛亦男 主编

U0385984

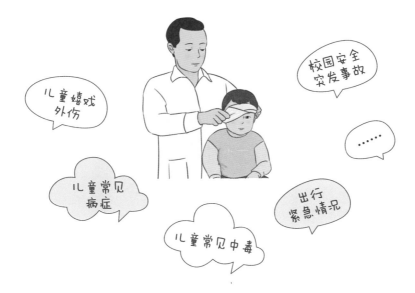

儿童嬉戏外伤

校园安全突发事故

……

儿童常见病症

儿童常见中毒

出行紧急情况

黑龙江科学技术出版社
HEILONGJIANG SCIENCE AND TECHNOLOGY PRESS

图书在版编目（CIP）数据

儿童急救常识 / 薛亦男主编 . -- 哈尔滨：黑龙江
科学技术出版社，2019.3
　ISBN 978-7-5388-9915-3

　Ⅰ . ①儿… Ⅱ . ①薛… Ⅲ . ①儿童 - 急救 - 基本知识
Ⅳ . ① R459.7

　中国版本图书馆 CIP 数据核字 (2018) 第 292726 号

儿 童 急 救 常 识
ERTONG JIJIU CHANGSHI

作　　者	薛亦男
项目总监	薛方闻
责任编辑	徐　洋
策　　划	深圳市金版文化发展股份有限公司
封面设计	深圳市金版文化发展股份有限公司
出　　版	黑龙江科学技术出版社
	地址：哈尔滨市南岗区公安街 70-2 号　邮编：150007
	电话：（0451）53642106　传真：（0451）53642143
	网址：www.lkcbs.cn
发　　行	全国新华书店
印　　刷	深圳市雅佳图印刷有限公司
开　　本	723 mm × 1020 mm　1/16
印　　张	11.5
字　　数	220 千字
版　　次	2019 年 3 月第 1 版
印　　次	2019 年 3 月第 1 次印刷
书　　号	ISBN 978-7-5388-9915-3
定　　价	49.80 元

CONTENTS 目录

Part 1 儿童急救的基本功

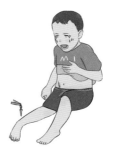

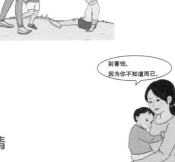

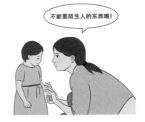

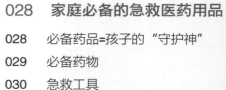

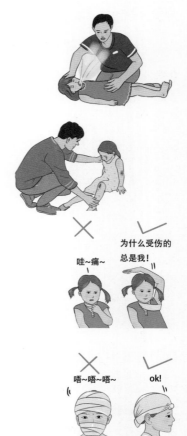

Part 2 认识家庭中潜藏的危险

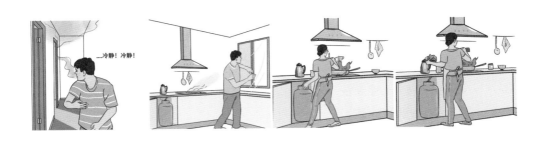

Part 3 儿童突发事故的紧急处理

Part 4　儿童嬉戏外伤的紧急处理

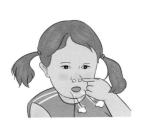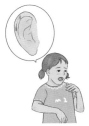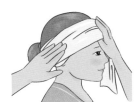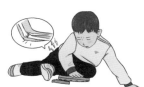

Part 5　儿童常见病症的紧急处理

Part 6 儿童常见中毒的急救方法

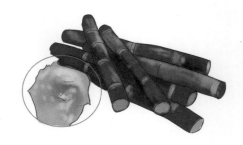

Part 7 校园安全突发事故紧急处理

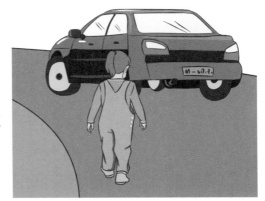

Part 8 出行紧急情况应对处理

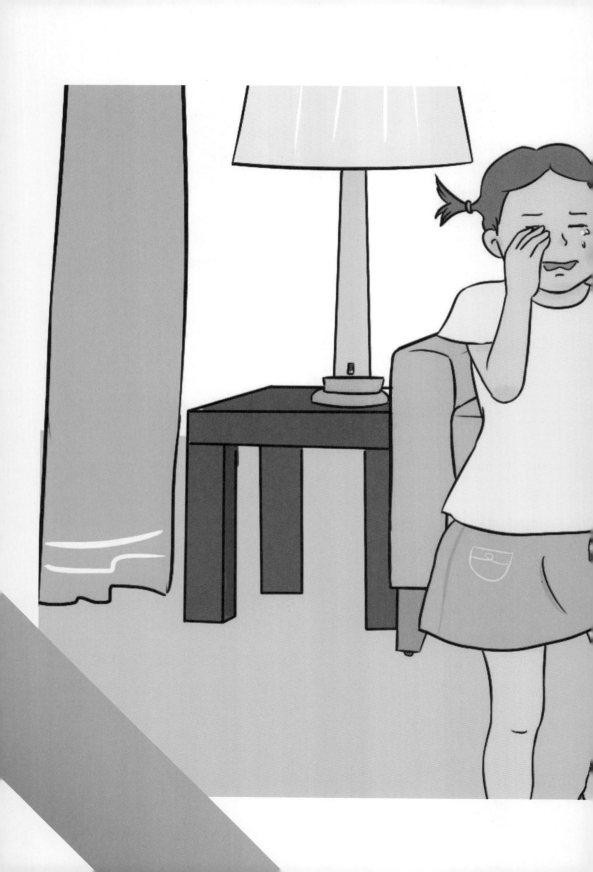

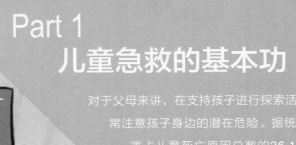

Part 1
儿童急救的基本功

对于父母来讲，在支持孩子进行探索活动的同时，还应经常注意孩子身边的潜在危险。据统计，在我国意外伤害占儿童死亡原因总数的26.1%，并且还以每年7%～10%的速度增长，意外伤害已经成为0～14岁儿童生命安全的首要"杀手"。可怜的父母们却只能一次又一次地带孩子去医院急救，如果此时父母或孩子们能懂得急救的基本知识，或许就可以让风险由大变小，甚至化险为夷。

培养孩子的安全意识

在这个世界上最珍贵的就是生命，最重要的就是安全。这是由于，生命的宝贵无人不晓，但是安全的重要性却常常被人们轻忽。安全意识的培养，在儿童的成长当中是举足轻重的，因为没安全还怎么能健康成长呢？那么作为父母来说，我们要对孩子进行哪些方面的安全教育，如何培养孩子的安全意识呢？

让孩子知道基础的安全知识

对于0～14岁的孩子而言，完全可以在这个时期告诉他们一些安全知识：如常用家电的使用方法以及安全注意事项；化学物品、药品的标识和注意事项；交通规则；不能随意与陌生人搭话或吃陌生人给的食品；注意保护自己的身体，小心硬物、锐器损伤身体等。

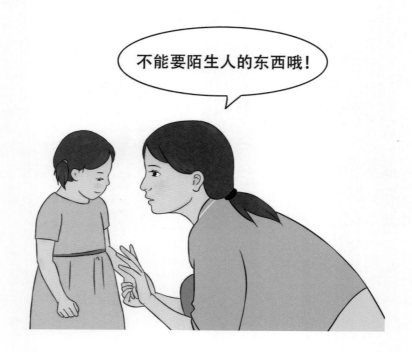

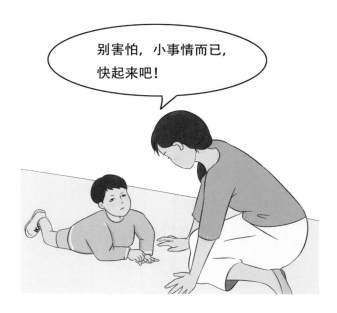

⛑ 让孩子学会自控能力

有部分孩子已经了解一些安全知识，但由于自控力差、贪吃、贪玩、淘气，所以，在玩起来的时候会忘掉安全，从而导致自己或他人受伤。也有部分孩子控制不住自己，如食用陌生人的食物，上当受骗。所以，家长务必要增强孩子的自控能力。

⛑ 让孩子学会意外发生时的防护措施

提前学习应急措施是非常必要的，如煤气泄漏时要先将源头切断，然后立刻开窗通风，但是千万不能开灯、打电话、关电子打火开关，否则会引起爆炸。在遇到意外时，要学会报警，记住报警电话"110"、消防电话"119"、医疗急救电话"120"等。

⛑ 让孩子远离不健康的模仿

12周岁前，儿童的天性是好奇，儿童的本能是模仿，儿童主要是通过模仿来完成对外界事物的认知。尤其是0～4岁的儿童，缺少对危险的分辨与判断能力，家长们就必须格外留神，因为您安全意识的高低和安全谨慎的习惯会对孩子产生很大的影响。

正确处理孩子的惊吓和疼痛

在现今的生活当中，孩子意外受伤是无可避免的。但若是您试着观察一次孩子，您就会发现，当他们没有大人在身边的情况下独自玩耍时，意外被撞或者自己摔跤，哪怕已经引起中等程度的疼痛，也不会导致他们哭泣。但是如果孩子知道自己在父母或长辈的身边时，那么同样情况下，他们的反应也会截然不同。

让孩子正确地对待疼痛

遇到意外时孩子通常会大声哭泣，以便能吸引家长对自己的关注。并且希望通过哭喊能得到家长的安抚，对于孩子来讲十分正常。这种安慰和支持能有效地提升孩子对家长的信任度。

当然也有一部分孩子的反应会过于激烈，他们会因很小的磕碰就大喊大叫，如果孩子经常因为一件很小的事情而哭闹，此时孩子与家长的情绪均会出现烦躁的状态。而此时我们就可以通过正确的方法对孩子实施教育，使他们正确地认识和对待疼痛。而此时我们需要留意以下两点：

1.让孩子自己处理。当小孩因意外导致疼痛时，特别是当小孩没有开始哭喊时，家长不要立刻上前安慰或者抱起。此时应该给自己和孩子一点时间。家长应先用目光接触孩子，让孩子自己去感受惊恐和疼痛的感觉；让孩子有时间倾听自己内心的声音，用时间去感受和学习。

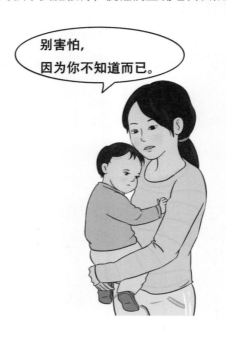

别害怕，
因为你不知道而已。

2.**让孩子自主行动**。如果情况允许的话，最好让孩子先自己向您走过来或爬过来，然后您再将他抱入怀中安抚。这样，孩子在经过自主行动后，就不会感觉自己是受害者了。

🧰 让孩子说说惊吓感受

一般情况下小孩在跌倒或受伤后，都会因此而受到惊吓。据国外的一项研究发现，小孩在意外跌倒或受伤时，最主要的不是疼痛，而是惊吓。因此当您安慰孩子时，应先和他说说他受到的惊吓，如"现在你被吓到，只是因为你没思想准备而已"。通过类似的方式，就可以让孩子学会如何区别疼痛与惊吓了。

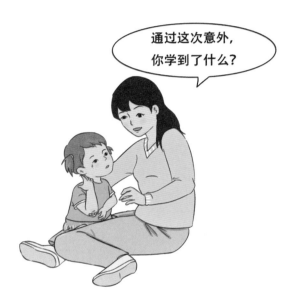

通过这次意外，你学到了什么？

在发生意外后，不能因自己受到惊吓而突然大声责骂孩子。我们应使用亲切与温和的语气跟孩子交流，给他温柔的抚摸，因为这些都是孩子当时最迫切需要的。

🧰 分散孩子的注意力

即使是一个小小的命令，如"闭嘴！"也可以成功的转移孩子注意力，从而使孩子心里恢复平静。

但是在现实当中，孩子们因意外而受伤时，家长们常常会说："这个椅子真坏!"或"这是盒子是故意的!"等诸如此类的话语，只是我们并不知道，这种做法实际上是错误的。首先，因为这不是事实，没有生命的物体对某些事情负责，这理论根本就是天方夜谭。其次，这种做法（把物体当作凶手）会让孩子建立一个不正确的观念。更有甚者，孩子对"肇事"桌椅责打时，父母们支持或帮助孩子这样做。此种做法会导致孩子在小时候就学会将自己的粗心或不对归罪于他人，而对自己的错误却视而不见。这会给孩子以后的人生带来诸多问题。所以，在这种情况下我们应对孩子说："这是因为你自己不小心撞到了椅子，而椅子在那里没有移动，所以和椅子没有任何关系，是你自己不注意而已。"

➕ 充分利用受伤的机会让孩子学习

当孩子发生小意外后的一段时间，家长们可以这样去引导孩子："通过这次意外，你学到了什么？"此时家长们可以引导孩子更好地说出自己内心的想法，如："地上很湿滑的时候，我们是不是要小心地、慢慢地走？"

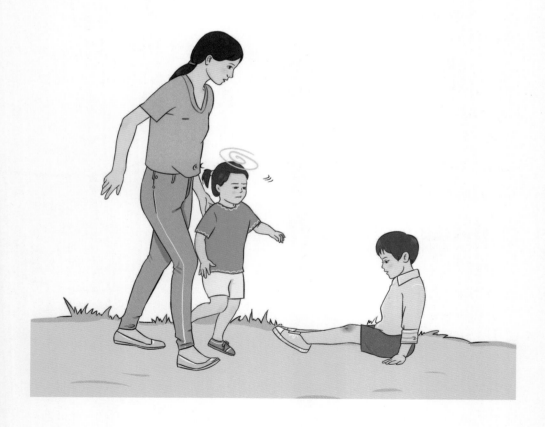

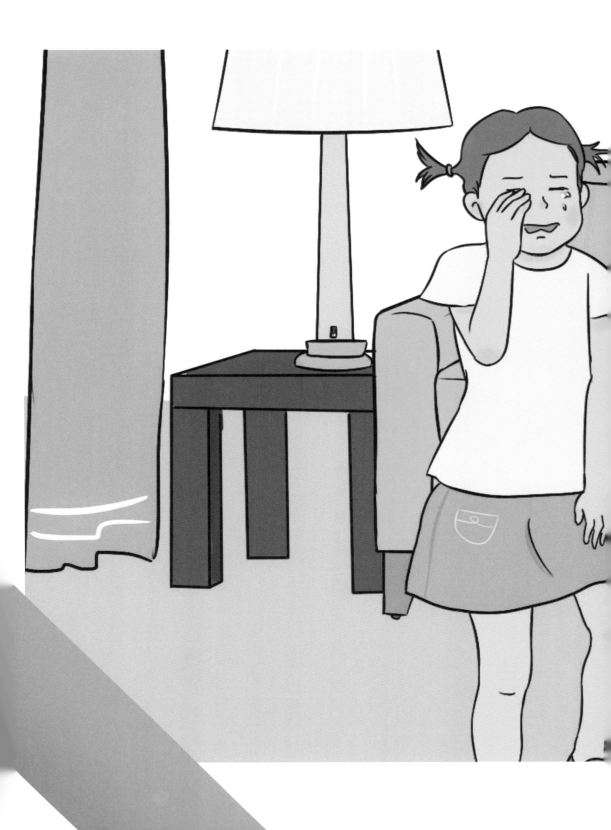

因此，当再次遭遇到类似情景时，请您务必记得我们的忠告：遭遇突发事件时，先深吸一大口气，然后慢慢地将这口气呼出；这样才能有能力处理接下来的事情。

🧰 实践出真知

大家都知道，只有亲自动手做的事情，我们才会得到深刻的记忆。如果在日常生活中我们能偶尔与孩子进行急救演练，这样不仅能提升家长对急救技能的掌握度，也增加了孩子在紧急情况下随机应变的能力与自信心。与此同理，哪怕是最优秀的书籍，也不可能替代急救课程的作用。为了能更好地使理论与实践相结合，阅读了本书中的多个章节后，建议读者们多与孩子进行演练。因为对孩子来说，与父母一同做急救练习不仅是更好的未雨绸缪，同时也是一个增加亲子关系并且相当有趣的游戏。

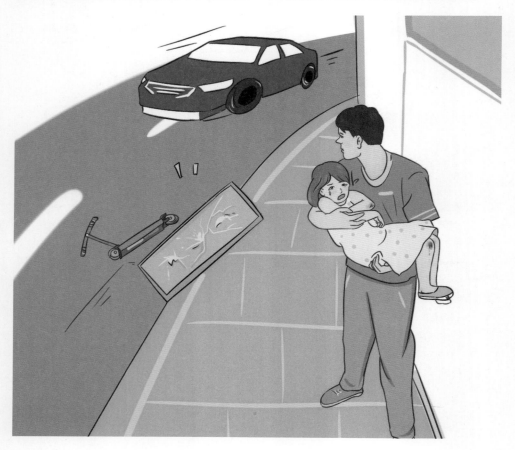

现代急救的理念和原则

过去，人们将抢救危重急症、意外伤害病人的希望完全寄托于医护人员身上，这种传统观念往往使病人丧失了最佳的抢救时机。现在，随着急救医学的迅速发展，现代急救成为立足现场的急救，在院外现有的条件下，"第一目击者"应对伤病员实施有效、紧急的救护措施，以挽救生命，减轻伤残和痛苦。

🧰 急救现场化

如果遇到生命受到威胁的病人或伤员，即使医生的水平再高、设备再好，也是鞭长莫及；有时若将伤病员不经处理直接运送至医院，还有可能加重伤情或病情。因此，"家庭"这个现场的急救至关重要，往往可以挽救生命、减轻痛苦、减少后遗症的发生，为医院的后续救治争取时间、创造条件。

🧰 急救普及化

急救不仅是一种高尚的行为，更是一门科学，只有学习和掌握了相应的急救知识和技能，才能达到救死扶伤的目的，避免事与愿违。急救的普及已成为一个国家、民族、城市文明程度的标志之一，不少发达国家已经实现了急救的全民普及。

🧰 现场急救的原则

1

保持镇定，冷静地判断事故发生现场的各种状况，在采取急救措施前，先保证自己和伤病员处在安全的环境中。

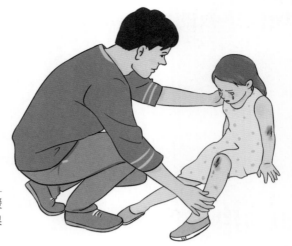

2

迅速判断伤病员的状况，分清轻重缓急，以"先救命，后治伤"的原则，果断实施救护措施。

3

第一时间拨打"120""110"等急救电话，如果自己要参与救护，需以坚定的口吻指定身边的人拨打电话。

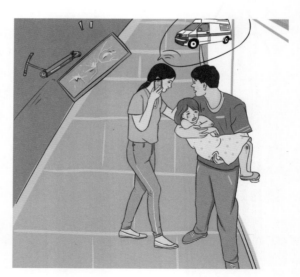

4

充分利用事发现场所能支配的人力、物力协助救护。

5

可能的情况下，边治伤边进行心理安抚，尽量减轻伤病员的痛苦。

如何正确拨打120

我国统一急救电话号码为"120"，当家人突发急症或受到意外伤害时，要立即拨打该电话，获得急救中心、急救站或附近医疗机构的帮助，请专业人员前来进一步抢救。"120"医疗急救电话免收电话费，公用电话不用投币、插入磁卡即可直接拨打，手机在锁机、欠费状态下也可直接拨打。

⚕ 与"120"急救中心的沟通流程

1.接通急救电话后，保持沉着、冷静，注意语言清晰、准确、精练，重点说明以下情况：

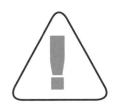

伤病员的姓名、性别、年龄等。
伤病员的简要病情和受伤、发病时间，当前主要出现什么症状，如胸痛、意识不清、呼吸困难、被汽车撞伤了、流血不止等等，如果了解伤病员的病史，要一并说明。
已经采取了哪些现场急救措施，救治效果如何。
伤病员当前位置的详细地址、门牌号或楼号、单元、楼层、房间号。如果在公共场合，说明具体位置，如不清楚，可说明附近有何标志性建筑。

2.约定好等候、接应救护车的确切地点。等车的地点最好选择就近的公交车站、较大的路口、胡同口、著名单位门前、标志性建筑、醒目的公共设施等处。这样可以尽量避免救护车因地理环境生疏而造成延误，从而更快地到达伤病员身边。

3.回答"120"中心要了解的其他相关问题，并等待"120"中心挂机之后，再结束通话，切勿匆忙挂机，以免造成对方遗漏重要细节。

4.结束通话后，尽量及时前往约定好的地点接应救护车，保持手机畅通，不要占线。见到救护车之后应主动上前接应，带领急救人员赶赴现场，切忌将伤病员扶到或抬到等待救护车的地点，以免在搬运途中加重病情或伤情。

✚ 其他常用急救电话

"110"报警电话

"110"报警电话除负责受理刑事、治安案件外，还接受突遇的、个人无力解决的紧急危难求助。如发现溺水、坠楼，老人、儿童或智障人员、精神疾病患者走失，或者遇到水、电、气、热等公共设施出现险情、灾情等。遇到各种自然灾害或交通事故也应及时报警。报警时要讲清案发时间、地点、方位，自己的姓名和电话号码。报警后，要保护现场，保留物证。

"119"火警电话

"119"火警除救援火灾外，还参加其他各种灾难或事故的抢险救援工作，包括单位和群众遇险求助时的救援，建筑物倒塌事故的抢险救援，恐怖袭击等突发事件的应急救援，各种危险化学品泄漏事故的救援，空难及重大事故的抢险救援，水灾、风灾、地震等自然灾害的抢救等。拨打"119"时需准确报出灾情、有无人员被困，若灾情有新变化，要立即告知，以便调整应援部署。

"122"交通事故报警电话

发生交通事故或纠纷时，应及时拨打"122"报警电话，说出自己的姓名、年龄、住址及联系电话，准确报出事故发生的地点、人员、车辆伤损情况，回答对方提出的问题，并待对方挂机之后再挂机。交通事故造成人员伤亡时，应同时立即拨打"120"，不要破坏现场和随意移动伤者。

✚ 注意事项 ✚

1.如果是意外伤害，要先说明伤害的性质，如触电、爆炸、塌方、溺水、火灾、中毒、交通事故等，再报告伤者的受伤部位和情况。

2.如果不是自己去接救护车，务必记得留下接应救护车的人的姓名和电话号码，以便医护人员尽快找到联系人。

3.在救护车到达之前，迅速清理门前、楼道等处堆放的杂物、自行车等，以免影响伤病员的搬运。

4.陪同去医院的家属要迅速准备好伤病员需要带走的药品、衣物等。如果是中毒病人，需要把可疑药品、食物带上；如果是断肢患者，要带上断离的肢体。

守护家人，学做"第一救护者"

家人的健康是家庭幸福的基本条件，每个家庭成员都健康无忧，才能安享天伦之乐。但随着现代社会的发展与进步，人们的活动空间越来越大，除了娱乐场所，一到节假日，还可以去外地旅游，而家里的电器设施、出行的交通工具也越来越花样繁多，如此一来，发生意外伤害的隐患也越来越多。

家人有可能面临哪些安全隐患？

如果遇到生命受到威胁的病人或伤员，即使医生的水平再高、设备再好，也是鞭长莫及；有时若将伤病员不经处理直接运送至医院，还有可能加重伤情或病情。因此，"家庭"这个现场的急救至关重要，往往可以挽救生命、减轻痛苦、减少后遗症的发生，为医院的后续救治争取时间、创造条件。

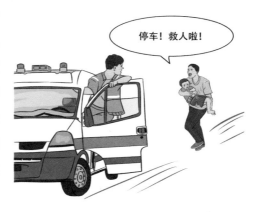

停车！救人啦！

◆急症发作

◆家用电器着火

◆厨房着火

◆煤气、燃气泄漏

◆食物、药物、酒精中毒

◆触电

◆溺水

◆切割伤

◆异物入体

◆骨折、软组织损伤

◆私家车事故

◆被困电梯

◆地震、台风等自然灾害

🩺 黄金 6 分钟，你必须比"120"更快！

突然倒地的患者如果心跳停止，其实还有机会把他从"鬼门关"拉回来，那就是进行关键的"心肺复苏术"。心肺复苏术是在全世界广泛普及的最常用的急救术，但你知道吗？进行心肺复苏的黄金时间只有短短的 6 分钟！错过了这一时间，很可能便无力回天，因为人体心脏停止跳动 4 ~ 6 分钟之后，大脑就会发生不可逆的死亡。因此，作为"第一救助者"，你必须比"120"更快！

心肺复苏术最重要的就是立刻做，越早做越好。美国的研究表明，亲人或路人在送到医院前，有 1/4 ~ 1/3 的人接受过"第一救助者"的心肺复苏术，从而保住了生命。

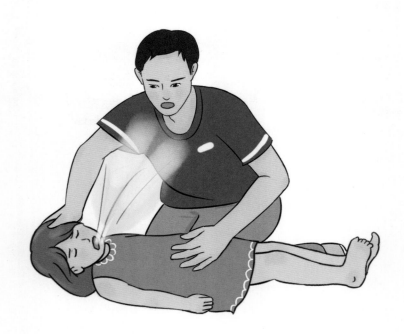

做一个合格的急救人员

身边的人突然昏倒、心脏骤停我们能怎么办？如果作为目击者，我们应该如何在第一时间开始急救？其实在许多紧急的时刻，若是每一个"第一目击者"都能够成为合格的急救人，在平常生活当中，许多生命可能在几分钟之内就可以得到延续。那么我们究竟如何才能做一个合格的急救人呢？

1

自己务必要镇定，不能手足无措，此时要提起自身所有的勇气，并提高自信心。

2

在专业的医护人员到来之前，要对患者施以援手，给予正确的急救措施，并且避免患者加重受伤程度或受到二次伤害。

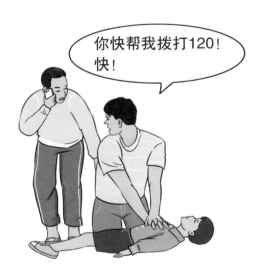

3

在患者的身上寻找是否有急救药物（如心肌梗死使用的急救药物：硝酸甘油、安宫牛黄丸等）、急救标识、急救卡等，这有利于知道患者的实际情况和救治时的禁忌等。

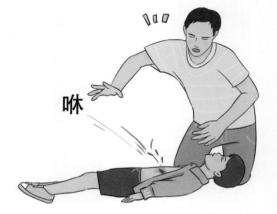

4

要时刻注意患者的情况，避免直接接触患者的体液或血液，以免自己受到感染等不必要的伤害。

5

平时生活中，要时刻学习急救方面的知识，这样才能做到有备无患。

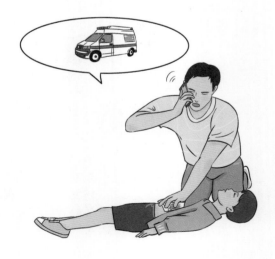

6

务必要谨记！在对患者进行急救的同时必须要自己拨打或叫旁人拨打"120"急救电话，当然如果自己没把握的情况也就只打电话。

现场急救四步法

现场急救是拯救生命第一招，在平常生活中多学习和掌握一些基本的急救方法，就很有可能在紧急关头为挽救自己或他人生命赢得宝贵的时间；现场急救应遵循四个操作流程，遇到突发情况，首先回忆四大步骤，并严格按照顺序一步一步展开现场急救，切忌手忙脚乱，盲目施救。

A 判断现场，确保安全

救援人员进入现场前，应先观察现场的环境。第一，现场往往能够提示事故的性质、造成的伤亡程度；第二，观察现场可避免即将继续发生的危险及可能造成的损伤。救援人员需注意自我保护，科学施救。必要时，请求消防队等具备专业技能的人员支援。

B 检查伤员，判断病情

跪在伤病员身边，用手稍微用力地拍打双肩，同时大声询问："先生（女士），你怎么啦？"如果伤病者能慢慢转醒过来，说明没有大碍。如果伤病员完全没有反应，说明其已经丧失意识。接着用5~10秒观察伤病员的胸部、腹部有无起伏，判断有无呼吸。

C 高声呼救，寻求帮助

如果伤患者意识丧失、呼吸停止或者表现为喘息样呼吸，应立即拨打"120"急救电话。如果现场只有一名抢救者，打电话可能会延误施救，此时可立即挥舞手臂、高声呼救，以寻求旁人拨打"120"急救电话，尽快获得专业援救。也可以使用手机的免提功能，一边打电话一边进行现场急救。对于溺水、创伤、药物中毒及8岁以下儿童属于情况特别紧急者，应先徒手进行心肺复苏2分钟，再打急救电话求救。

D 生死时刻，紧急救护

急救的基本方法包括心肺复苏术，海姆立克急救法，外伤的止血、包扎、固定与搬运术等。在进行心肺复苏术时，需要多寻找一两个人交替进行，同时另派人寻找附近是否有可供使用的自动体外心脏除颤仪（AED）。如果伤病员经过急救，情况得到缓解，需要将其摆放为恢复体位，即稳定侧卧位，继续观察其伤病情况，同时等待专业医疗人员前来救护。

正确判断小儿面临的危害程度

在突发意外事故的现场，作为第一目击者，无论你是父母，还是路人，都有义务参与救援，但不要被当时混乱的现场和紧急的情况所干扰，我们应该先冷静地判断患儿的病情，尽可能在短时间内进行生命体征的观察判断，其中包括心率、体温、呼吸、神志、脉搏、血压、瞳孔，并且还要观察患者有无外伤、骨折、出血等其他症状，具体如下：

🩺 判断意识

1.**呼叫患儿**。在患儿的耳边大声呼叫；观察有无反应；切勿用力摇晃患儿身体。

2.**正确判断**。如果在耳边呼喊患儿没反应，则可轻掐大腿内侧观察，若轻掐仍无反应则可判定为意识不清，若是掐后清醒一阵又昏迷或掐醒后能回答部分问题则是意识模糊。

3.**采取急救**。首先要观察患儿的周围环境是否安全（一般情况下不要移动患儿，特别是头颈部损伤）；若发现时患儿是面部朝下，就要轻轻地将患儿翻过来；若是发现患儿意识不清，就要立刻进行心肺复苏术。

🩺 观察呼吸

1.**调整体位**。由于人体在丧失意识后，舌头根部会往后坠落，从而导致气道阻塞，此时我们应立刻让患儿保持气道开放，如仰面举颏法。

2.**判断呼吸**。在开放气道之后即可观察患儿有无呼吸和呼吸频率，通常情况下新生儿为30～50次/分钟；1～2岁为24～32次/分钟；3～10岁为20～26次/分钟，而呼吸与脉搏的比例是1：4。

3.**呼吸频率改变**。随后继续检查发现患儿呼吸频率加快（>24次/分钟），即有可能是心力衰竭、贫血、哮喘、高热等问题出现，若是发现呼吸频率减慢（<10次/分钟），即有可能是颅内压增高、颅内肿瘤等。

4.采取急救。 依照顺序检查完毕后，如果患儿仍然无自主呼吸，应立刻进行人工呼吸。

🧰 观察脉搏

1.定位脉搏。 1岁以上的孩子，由于生理的问题，颈动脉（位于气管与胸锁乳突肌之间）是最易触及的；而1岁以下的孩子，由于颈部较短，所以较难触及，此时就可以触摸肱动脉（在肱二头肌肌腱的内侧即肘窝向上2cm臂内侧）或股动脉（腹股沟韧带中点）。

2.正常脉搏频率。 在正常情况下，白天的时候由于会进行各种活动，所以会导致血液循环加快，因此脉搏也会随之加快，而夜间活动较少，随之脉搏也会慢一点，详细的情况请看右表。

正常脉搏频率	
年龄	次/分钟
新生儿心率	120～160
6～12个月心率	120～130
2～3岁心率	90～110
4～5岁心率	80～100
6～14岁心率	70～100
15岁以上心率	60～100

3.异常脉搏频率。 若是经过检查发现患儿脉搏加快，其原因主要有病理的原因和生理的原因，如发热、心力衰竭、心律失常、贫血、甲亢、休克剧烈体力活动、紧张、情绪激动、气温过高等情况也会导致脉搏跳动加速；而脉搏减慢一般多见于颅内压增高症、阻塞性黄疸、甲低等情况；若是脉搏消失那就代表患儿已经休克、中毒昏迷、闭塞性脉管炎等。

4.采取急救。 若是此时感觉不到患儿的脉搏跳动，可将耳朵紧贴患儿左边心脏的位置倾听心跳，若是还无法感觉，应立刻开展心肺复苏术。

创伤急救的四大技术之一——止血

孩子活泼好动、东跑西跑，无法理解安全、危险的含义，加之部分家长的照顾不周，导致孩子很容易碰伤、摔伤。其实所有创伤均可引起不同程度的出血，当严重创伤伴有内脏破裂或骨折时，出血量更大，常是外伤后导致死亡的主要原因，因此在急救时正确选用止血方法是至关重要的。

创伤的处理原则

1.处理创伤。发现创伤时，止血、清洁伤口、敷上纱布、包扎绷带（必要处理程序）；严重出血、疼痛，或是止血后仍疼痛不已时，须尽早就医治疗。较小或较表浅的伤口，应先用冷开水或洁净的自来水冲洗，但不要去除已凝结的血块；伤口处有玻璃碎片、利器等异物插入时，千万不要去触碰、压迫和拔出，可将两侧创口边缘挤拢，用消毒纱布、绷带包扎后，立即去医院处理。

2.压迫止血。对大量出血的患者，宜首先采取直接压迫法止血，这是最简单、最有效、也是最安全的止血法。将干净的纱布或手帕敷在伤口处，以手掌或手指用力压迫，直至血止为止；没有布时，也可以手掌或手指直接压迫，效果一样；手、脚出血时可抬高出血部位使其高于心脏，止血效果更佳。

3.止血转送。直接压迫法仍无法止血时，则在纱布或手帕上包扎绷带（继续压迫），如这样仍无法止住血时，就表示情况不妙，经简易救护之后，须尽早就医；其间仍应以手掌或手指在绷带上继续压迫。

4.止血带。依上述方法亦无法止住血时，可使用止血带，但这个方法稍具危险性（需要严格掌握好捆绑的部位和时间），非到紧要关头，最好不要随意使用。

5.清洗伤口。止血后，则开始伤口处理；若伤口上有泥尘等脏东西时，以干净的水冲洗干净后再消毒。

6.包扎伤口。处理完毕后，将干净的纱布敷在伤口处，用绷带包好。

🩹 伤口止血（指压法）

指压法	
部位	操作手法
面部(面动脉)	站在伤员身后，一手固定伤员头部；另一手拇指在下颌角前上方约1.5cm处，向下颌骨方向垂直压迫，其余四指托住下颌。此法用于颌面部及颜面部的动脉破裂出血。
颈部(颈动脉)	面对伤员，一只手固定伤员头部；另一手拇指在伤侧的胸锁乳突肌内侧缘动脉搏动处，向颈椎方向压迫，其余四指固定在颈后部。此法用于头、颈、面部动脉破裂的大出血及压迫其他部位无效时。注意不得同时压迫两侧颈动脉。
前臂(肱动脉)	站在伤员伤侧，面对伤员，一手握住伤肢腕部，将上肢外展外旋，并屈肘抬高上肢；另一手拇指在上臂肱二头肌内侧缘动脉搏动处，向肱骨方向垂直压迫。此法用于手、前臂及上臂的动脉破裂出血。
手掌手背(尺、桡动脉)	面对伤员，双手拇指分别在腕横纹上方两侧动脉搏动处垂直压迫。此法用于手部的动脉破裂出血。
手指(指动脉)	一手握住伤员手腕；另一手拇指、食指分别捏住伤指根部左右两侧。此法用于手指动脉破裂出血。
大腿(股动脉)	面对伤员，两手拇指重叠放在腹股沟韧带中点稍下方动脉搏动处，用力垂直向下压迫，两手其余四指固定大腿。亦可直接用手掌或拳头垂直压迫股动脉。此法用于大腿、小腿及足部的动脉破裂大出血。
小腿(腘动脉)	双手拇指重迭放在腘窝横纹中点动脉搏动处，垂直向下压迫，两手其余四指固定膝部。此法用于小腿及足部的动脉破裂出血。
足部(足背及胫后动脉)	两手拇指分别压迫足背中间近脚腕处（足背动脉）和足跟内侧与内踝之间（胫后动脉），两手其余四指分别固定足部与踝部。此法用于足部的动脉破裂出血。

创伤急救的四大技术之二——包扎

外伤造成的伤口很容易被污染，不仅会引起局部感染化脓，而且可以引起全身性感染。因此，必须及时包扎好伤口。包扎好伤口不仅可以保护伤口、避免感染，而且还可以固定敷料或药品、伤骨，并起到加压止血的作用。

🩹 伤口包扎前的准备

发生外伤事故后，应迅速使病人伤口暴露，检查伤口情况。可以根据受伤的部位，解开纽扣、裤带、胸罩，或卷起袖口、裤管。如果情况危急，可将伤处的衣服剪开或撕开。如果病人没有大出血，可以先用体积分数为75％的酒精棉球由伤口边缘一圈一圈地向外擦拭，擦去伤口周围的污物，再用温开水、生理盐水或过氧化氢清洗，然后再用体积分数为75％的酒精棉球消毒，之后就可开始包扎。

🩹 包扎方法

头部包扎

双眼三角巾包扎：适用于双眼外伤。先在伤口上覆盖无菌纱布（所有的伤口包扎前均要覆盖无菌纱布，以下不再重复），将三角巾折叠成三指宽带状，中段放在头后枕骨上，两旁分别从耳上拉向眼前，在双眼之间交叉，再持两端分别从耳朵下拉，向头后枕下部打结固定。

三角巾面具式包扎：适用于面部外伤。把三角巾一折为二，顶角打结放在头部正中，两手拉住底角罩住面部，然后双手持两底角拉向枕后交叉，最后在额前打结固定。可以在眼、鼻处提起三角巾，用剪刀剪一小洞开窗。

头部三角巾十字包扎：适用于下颌、耳部、前额、颞部小范围伤口。将三角巾折叠成三指宽带状放于下颌敷料处，两手持三角巾两底角分别经耳部向上提，长的一端缠绕头顶与短的一端在颞部交叉成十字，两端水平环绕头部额、颞、耳上、枕部，与另一端打结固定。

三角巾帽式包扎：此法适用于头顶部外伤。把三角巾底边的正中放在病人眉间上部，顶角由头顶拉到枕部，将底边经耳朵上向后拉紧压住顶角，然后抓住两个底角在枕部交叉返回到额部中央打结。

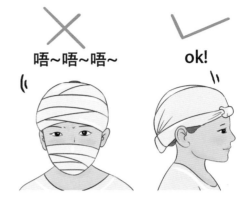

唔~唔~唔~   ok!

颈部包扎

三角巾包扎：嘱病人健侧手臂上举抱住头部，将三角巾折叠成带状，中段压紧覆盖的纱布，两端在健侧手臂根部打结固定。

绷带包扎：方法基本与三角巾包扎相同，只是改用绷带，环绕数周再打结。

胸、背、肩、腋下部包扎胸部三角巾包扎：适用于一侧胸部外伤。将三角巾的顶角放于伤侧的肩上，使三角巾的底边正中位于伤患处下侧，将底边两端缠绕下胸部至背后打结，然后将三角巾顶角的系带穿过三角底边与其固定打结。

背部三角巾包扎：适用于一侧背部外伤。方法与胸部包扎相似，只是前后相反。

侧胸部三角巾包扎：适用于单侧侧胸外伤。将燕尾式三角巾的夹角正对伤侧腋窝，再将燕尾式底边的两端紧压在伤口敷料上，利用顶角系带环绕下胸部与另一端打结，再将两个燕尾角斜向上拉到对侧肩部打结。

肩部三角巾包扎：适用于一侧肩部外伤。将燕尾三角巾的夹角对着伤侧颈部，三角巾紧压在伤口的敷料上，燕尾底部包绕上臂根部打结，然后两个燕尾角分别经胸部、背部拉到对侧腋下打结固定。

腋下三角巾包扎：适用于一侧腋下外伤。将带状三角巾中段紧压在腋下伤口敷料上，再将三角巾的两端向上提起，于同侧肩部交叉，最后分别经胸、背斜向对侧腋下打结固定。

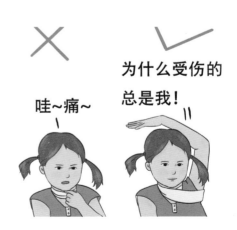

哇~痛~   为什么受伤的总是我！

腹部包扎

腹部三角巾包扎适用于腹部外伤。一般双手持三角巾两个底角，将三角巾底边拉直放于胸腹部交界处，顶角置于会阴部，然后两底角绕至病人腰部打结，最后顶角系带穿过会阴与底边打结固定。

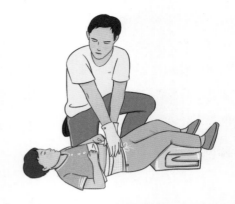

四肢包扎

上肢、下肢绷带螺旋形包扎：适用于上、下肢除关节部位以外的外伤。先在伤口敷料上用绷带环绕两圈，然后从肢体远端绕向近端，每缠一圈盖住前圈的1/3～1/2成螺旋状，最后剪掉多余的绷带，用胶布固定。

8字肘、膝关节绷带包扎：适用于肘、膝关节及附近部位的外伤。先用绷带的一端在伤口的敷料上环绕两圈，然后斜向经过关节，缠绕肢体半圈再斜向经过关节，绕向原开始点相对应处，先缠绕半圈回到原处。这样反复缠绕，每缠绕一圈覆盖前圈的1/3～1/2，直到完全覆盖伤口。

手部三角巾包扎：适用于手外伤。将带状三角巾中段紧贴手掌，将三角巾在手背交叉，三角巾两端绕至手腕交叉，最后在手腕缠绕一周打结固定。

脚部三角巾包扎：方法与手包扎相似。

手部绷带包扎：方法与肘关节包扎相似，只是环绕腕关节8字包扎。

脚部绷带包扎：方法与膝关节相似，只是环绕踝关节8字包扎。

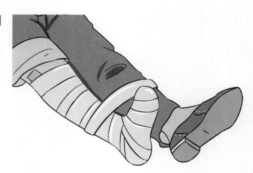

创伤急救的四大技术之三——固定

在日常生活中，孩子多动就很容易发生骨折，需要留意的是，因为一些患儿不能清晰明确地表述自己的病情，并且有的骨折疼痛和变形等表现症状不明显，所以有部分家长在孩子已经发生骨折的几天后才知道送医治疗，因而延误治疗时间。在儿童骨折中，四肢骨折最为常见，所以这类的固定方法我们也要牢记。

🩺 四肢骨折固定方法

首先双手要稳定地承托患儿的受伤部位，并限制活动；如下肢受伤，此时应将伤肢固定于没受伤的下肢边上，也可以用夹板包扎或绷带固定；包扎完成后需要立刻检查伤肢末端的血液循环、活动能力和感觉。若是上肢受伤，应先用绷带把伤肢固定在躯干。

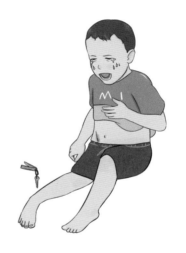

若是遇到开放性骨折时，千万不要用水冲洗伤口，也暂时无须上药；并且已裸露在外的骨头断端不要试图帮其复位，应立刻在伤口上覆盖无菌纱布，并稍微包扎，以阻隔尘埃等，然后等急救人员到场后接手。

🩺 *颅骨骨折固定方法*

如果患儿意外碰撞头部受伤昏迷，此时应考虑为颅骨骨折，而此刻患儿除了会出现抽搐、呕吐之外，还有可能会出现血性液体（脑脊液）或耳鼻处流血。

颅骨骨折时，最主要的是固定头部，不让其乱动，可将头部轻微垫高，让患儿平躺。若是患儿一侧耳朵有液体流出，应把头侧向流出方，切勿让液体阻塞耳孔。

➕ 颈椎骨折固定方法

　　颈椎骨折一般会伴随颈椎错位，并且患儿会出现颈部疼痛、张口困难、头部及四肢不能活动。在对患儿进行检查时，不能左右旋转头部、不要扶起伤者饮水或喂食、不可让其翻身，否则很有可能会压迫脊髓。紧急处理时应用颈托固定患儿颈部或就地取材，将衣物等揉成两个圆团，填塞在患儿头颈两侧，使患儿头颈部位不能随意转动。尤其需要注意的是，颈椎骨折处理稍有不慎便会导致生命危险，除非不得已的情况下，勿要搬动患儿，耐心等候医护人员前来施救。

➕ 肋骨骨折固定方法

　　但凡肋骨骨折均有可能是单根或多根骨折。单根骨折时患儿表现较轻，仅感觉胸痛，随呼吸而加重；但是多根骨折时，患儿会出现呼吸困难，并会有反常呼吸出现（即吸气时胸部反而塌陷）。而此时，家长或救援者应与患儿说"缓慢、轻轻呼吸，减少呼吸时的胸部运动"，这样有减轻疼痛的作用。

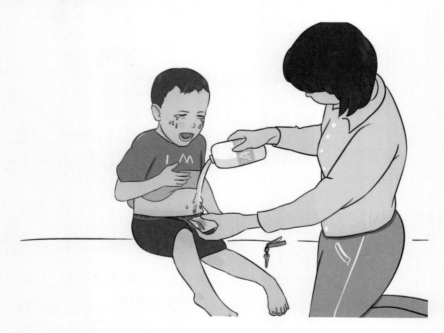

创伤急救的四大技术之四——搬运

当身边有人受到伤害或患急病时，搬运是创伤急救的最后一个环节，采取正确的搬运方法，是抢救病人的重要措施之一，目的在于将伤员脱离危险地带，减少痛苦和二次伤害。不正确的搬运方法，会给病人带来更多的痛苦，甚至是严重的伤害。所以，学会正确的搬运方法，对急救来说是非常重要的。

🩺 搬运受伤病人的重要性

伤病人员的搬运包括两个方面：一是将伤员从受伤现场（如汽车驾驶室、倒塌的物体下等）搬出，使受伤人员脱离危险区，实施现场救护；二是现场急救后将病人转运到医院，尽快使病人获得专业医治，防止损伤加重，最大限度地挽救生命，减轻伤残。正确的搬运方法能减少病人的痛苦，防止损伤加重；错误的搬运方法不仅会加重伤病人员的痛苦，还会加重损伤。现代创伤救护更强调搬运过程中防止损伤加重，尤其是脊髓损伤。因此，正确的搬运是现场急救的重要一环。

🩺 搬运受伤病人的方法

1.现场救护后，要根据伤病人员的伤情程度和特点分别采取搀扶、背运、双人搬运等急救措施，但疑有脊柱、骨盆、双下肢骨折时不能让伤病人员试行站立。

2.伤势较重，有昏迷、内脏损伤、脊柱骨折、盆骨骨折、双下肢骨折的伤病人员应采取担架搬运的方法，现场如无担架，可临时制作简易担架。

3.搬运时，应观察现场并判断伤情，不要无目的地移动伤病人员，防止损伤加重。

✚ 注意事项 ✚

搬运前必须妥善处理好伤病人员（如外伤者的止血、止痛、包扎、固定）。除非立即有生命危险或救护人员无法在短时间内赶到，否则都应等救护人员先处理，待病情稳定后再转送医院。

家庭必备的急救医药用品

　　现代家庭一般都备有常用药，以备患病时使用，除了感冒药、止痛片等一般常用药品，还应该包括各种有可能用到的医药用品，成为一个"急救医药包"。一旦发生意外，就可以利用里面的应急救护物品进行急救和互救。如果有条件的话，还可以准备一个"防灾救援包"，放一些食品、饮用水、电池等物品，并注意定期更换，避免过期。

必备药品=孩子的"守护神"

　　对疾病的治疗，首先要具备一些基本技术，然后主要就是依靠药物，那么药物究竟会有什么作用呢？一般的认为，凡是用于预防、治疗、诊断疾病或能提高、调节人体生理功能，并规定有适应证和主治功能、用法、用量的物品，我们都可称为药物。正确地使用药物可以帮助人们治病救命，让人体保持健康，但是滥用药物或错误使用药物不但不能治病救命，反而还会对人体造成极大的危害。因此我们只有正确地识别药物，科学地使用药物，才能发挥药物应有的作用，让药物成为孩子的"守护神"，确保孩子的生命安全，控制病情变化，促进孩子更快更好的康复。

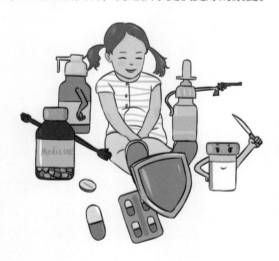

🩺 必备药物

药物	药物简介
解热镇痛药	镇痛药不能轻易使用，应在明确病因的前提下使用，否则容易掩盖疾病。另外，止痛药仅限于急性剧烈疼痛时使用，不能反复多次使用。
助消化药	助消化药能促进胃肠道的消化功能。大多数助消化药本身就含有消化酶的主要成分，用于消化道分泌不足时，可以发挥替代疗法的作用。
止泻药	此类药通过提高胃肠张力，改变胃肠道的运动功能，抑制肠道蠕动，从而减缓食物的推进速度，使水分有充分的时间吸收，从而达到止泻作用。
感冒类药	感冒药一般含解热止痛抗炎成分，对胃部有刺激，空腹服用容易导致胃溃疡、胃出血，严重者有可能危及生命。
退热药	发热只是一种症状，很多疾病都可以引起发热。发热时，首先要针对疾病本身进行治疗，使用退热药只是一种辅助手段。此外，退热药如果使用不当会造成危害，如果只是体温稍微偏高，不建议服用退热药。
止咳化痰药	市售止咳药片适用于呼吸道炎症引起的咳嗽，但不适用于痰多、痰黏稠的病人，否则咳嗽中枢被抑制后，会导致痰液更难咳出，致使胸闷难受，甚至引起呼吸道阻塞，使病情加剧。止咳糖浆常用于急性气管炎与肺炎、肺气肿等引起的刺激性干咳、阵咳，痰多病人同样禁用。
胃肠药	不同的胃肠药有不同的功效，不是所有的胃肠痛都适合用同一种药。比如，有的胃肠药有明显的抗酸止痛作用，用于治疗急性胃痛、胃酸过多、胃溃疡、十二指肠炎。有的主要用于治疗胃部胀满、上腹疼痛及食管反流引起的消化疾病。使用时需注意区分。
眼药水	眼药水应密封保存在阴凉遮光处，不宜放在温度较高或阳光直射的地方，以免失效。眼药水、眼药膏一经开封，要在一定时间内用完，以免疗效降低或失效。用药期间，若出现过敏反应或其他异常症状，应马上停药，并及时到医院诊治。
抗过敏类药	服用抗过敏类药应特别注意时间和次数。凡是轻度过敏的患者，一般每天只需服药一次。根据过敏发作时间不同，服药时间应有所区别。过敏症状出现于白天者，应于早晨服药；症状出现于傍晚者，则应在睡前服药；不良反应大的过敏药，最好在睡前服用。

🩺 急救工具

常用工具	作用
镊子	镊子主要用于夹出异物，一般建议选用钝头的产品，以免操作不当或者操作错误造成二次伤害。
剪刀	一般在家庭急救工具里面，剪刀的作用是用以剪断纱布、绷带或胶布等物品，并且还可以用于特殊情况下的伤口处理。
纱布	一般用以覆盖伤口或填塞止血，如含有无菌凡士林油纱布、纱条还可以用于术后切口的引流、堵漏、覆盖创面，有利于机体组织的修复。
水银体温计	主要是用以测量体温，一般是用于三个部位测量：口腔、腋窝及肛门。通常我们比较常用的是腋窝测量的方法：首先将水银温度计的度数甩到35℃以下，然后将有水银的一头放到腋窝下夹紧，持续5~10分钟的时间，就可以读数；需要注意的是，由于腋窝比较容易出汗，在测量的时候为了测量的准确性，一定要先把腋窝下的汗水擦拭干净；另外，在读取温度读数的时候，一手拿着体温计的尾端（非水银端），然后与视线保持水平，慢慢转动体温计，从正面看到很粗的水银柱（在体温计的正中间），就可以开始读数了。
无菌敷贴	主要用于外伤包扎固定、伤口消毒、止血、覆盖伤口，不让伤口受到细菌的感染，它既不像以前使用的棉花一样，有可能出现棉丝残留物，留在伤口上并且移开时，也不会牵动伤口，操作方便，无菌性更强。

创可贴	通常情况下，如果仅是轻微的表皮受损，大可不必使用创可贴；只需用碘伏或医用酒精清洗消毒就可以了，就能起到防止感染的作用。这样经过两三天伤口就可以结痂，干燥；如果皮肤的伤口相对较深，而且又无条件处理，那就可以用干净的清水冲洗伤口，然后再用创可贴进行简单的包扎。这里需要注意的是：包扎时间不能太长，最好不要超过24小时。
弹性绷带	主要用于包扎伤口、防止伤口感染和固定作用；如骨折固定，伤口止血包扎等，并由于构造特别，不妨碍血液循环。
纱布敷料	一般用以覆盖疮、伤口或伤口加压止血的填充物，它有着快速吸收伤口创面渗出的液体的作用。
医用胶带	一般是用以固定绷带、纱布、敷料等，使这些材料能很好地固定在伤口处，并且它的构造带有很强的通透性和简易性（不会导致局部缺血缺氧、不影响血液循环和可以手撕就断的特点）。
止血带	止血带有止血作用，并且是用于四肢大出血的紧急情况的急救，它能简单、有效、迅速地达到止血的效果，但如果使用不当或者时间过长有可能会造成远端肢体缺血、坏死，导致残废，因此，只有在大出血并且其他方法不能止血的情况下才使用。需要注意的是：使用的时候，需要在绑止血带的位置下面垫上一圈纱布或者护垫，避免肢体缺血坏死，而且要绑在伤的上方(近心端)，并尽量靠近伤口，以上臂的上1/3和大腿上中部为宜，注意小腿和前臂不能上止血带，因该处有两根骨头，血管正好走在两骨之间，起不到压迫血管的作用。上臂的中1/3部位亦不能上止血带，因它可能引起神经损伤而致手臂瘫痪；在绑完之后务必需要登记时间然后挂在明显的位置，以免绑的时间过久导致肢体缺血坏死。

应急医药包的保存

　　几乎每个家庭都有储备常用药的习惯，而对于药物的放置位置及时间等，又有何注意事项？专家表示，一些常用药物和急救类药物，是每个家庭都应该储备的，并且我们要知道如何处理这些药物，正确使用这些药物。如选择合适的药箱来存放家庭急救医药用品，置于家里的小橱柜、抽屉里。

🏥 选择不良反应较小的老药

　　一般来说，老药的不良反应已经得到充分的证明，说明书上都有明确的说明，一旦出现严重的不良反应，由于医务人员对其具有充分的了解，后期救治也比较容易。新药由于使用时间短，可能会出现一些意想不到的反应，并不适于家庭备用。

🏥 合理存放

　　药物常因光、热、水分、空气、酸、温度等外界条件影响而变质失效。因此家庭保存的药物最好分别装入棕色瓶内，将盖拧紧，放置于避光、干燥、阴凉处，以防止变质失效。个别的应放在冰箱里（如眼药水）。

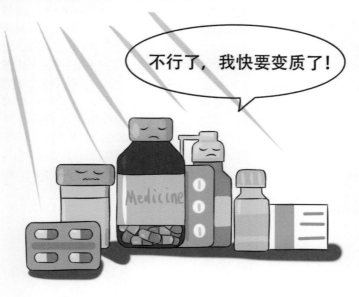

不行了，我快要变质了！

🧰 分类标注

　　将内服药和外用药、处方药和非处方药、药品与保健品分开放置。标注药名、规格、数量、有效期、适应证、用法用量、禁忌证、不良反应、注意事项等。

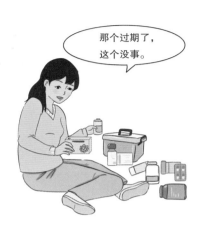

那个过期了，这个没事。

　　注明有效期和失效期： 药品均有有效使用期和失效期，过了有效期便不能再使用，否则会影响疗效，甚至会带来不良后果。散装药应按类分开，并贴上醒目的标签，写明存放日期、药物名称、用法、用量、失效期。每 2 ～ 3 个月应定期对备用药品进行检查，及时更换。

🧰 定期检查

　　对于存放的药品，应定期进行全面检查，注意观察外观变化。如片剂产生松散，变色；糖衣片的糖衣粘连或开裂；胶囊剂的胶囊粘连开裂；丸剂粘连霉变或虫蛀；散剂严重吸潮、结块、发霉；眼药水变色、混浊；软膏剂有异味、变色或油层析出等情况出现时，则不能使用，需要立即更换。

🧰 照顾特殊家庭成员

　　小药箱放在方便拿取而小孩子又拿不到的地方，最好不要上锁。特殊归档如慢性病（冠心病、高血压病、糖尿病、癫痫等）患者日常用的药品，可根据医嘱设档单放。此外，家庭急救药箱中严禁混入家庭成员过敏的药物。

🧰 保留说明书

　　药品是特殊商品，使用得当可防治疾病，使用不当会危害健康。用前一定要与说明书对照一下。

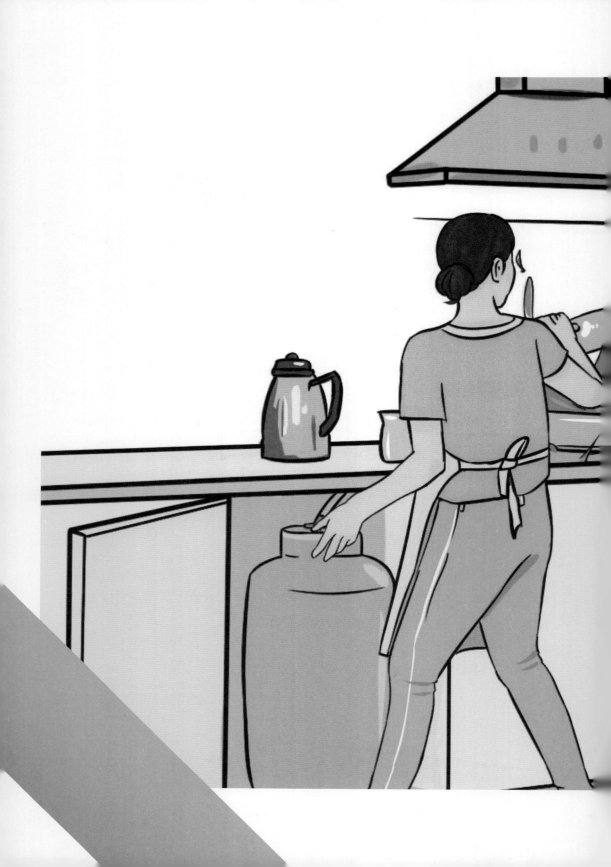

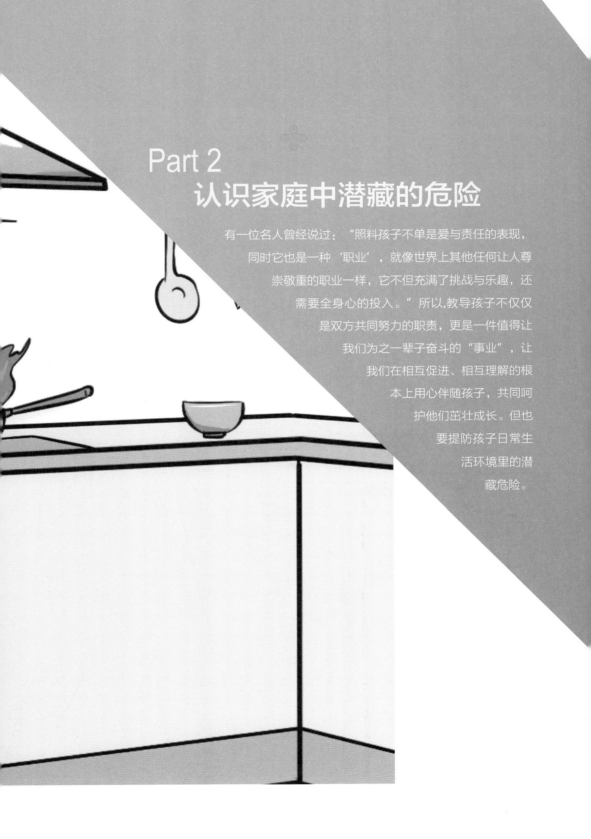

Part 2
认识家庭中潜藏的危险

有一位名人曾经说过："照料孩子不单是爱与责任的表现，同时它也是一种'职业'，就像世界上其他任何让人尊崇敬重的职业一样，它不但充满了挑战与乐趣，还需要全身心的投入。"所以，教导孩子不仅仅是双方共同努力的职责，更是一件值得让我们为之一辈子奋斗的"事业"，让我们在相互促进、相互理解的根本上用心伴随孩子，共同呵护他们茁壮成长。但也要提防孩子日常生活环境里的潜藏危险。

会"打人"的桌子及家具

有一部分家长认为，只要孩子在家里，就会很安全，不需要特别留神地保护看管，而此时的家长往往就很容易麻痹大意。国外的相关专家表示，其实哪怕在自己极为熟悉的家里，也是处处暗藏危机，若是一旦发生意外，可能就会让那些粗心的家长追悔莫及。

危险原因

1.当孩子想拿桌子上的东西时，就会去拉桌布，很容易被砸到或被热食烫伤。

2.当孩子在走路或者奔跑的情况下稍微用力撞上去就非常疼，容易造成不同程度的伤害。

3.当孩子在嬉戏或好奇爬上柜子类的家具时很可能会导致家具倾倒压伤孩子，严重者甚至会危及生命。

4.当孩子爬上较高的椅子或具有一定高度的家具时，孩子时刻都会有站不稳或直接摔下来导致受伤的风险。

应对方法

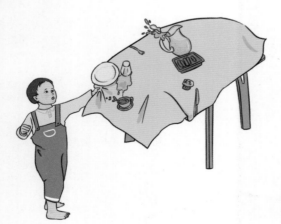

1

不要用桌布，以防孩子在拉扯桌布的时候容易扯掉碗、盘，易被砸到或烫伤。

2

购买专门的工具，包裹家中有棱角地方，撞到虽然也会有些疼痛，但可以减少伤害孩子的程度。

3

柜子类产品若高于60厘米，就应将其与墙体固定，防止倾翻。

为了防止儿子被压伤，要固定好。

✛ 注意事项 ✛

1.要给小朋友提供足够的空间进行玩耍。从小对孩子进行安全教育，有意识地与孩子讨论安全问题，最好是举一些例子来跟孩子说明，也可以用游戏的方式让孩子明白。

2.保持室内通路畅通。如从门口到床边，最好是直线距离，不要让孩子绕过桌子才能到床边，孩子容易在走路的过程中发生碰撞。

3.1岁半以下的幼儿最好别离开大人的眼睛。睡觉时，床边应加些遮挡物，或在地上铺地毯等，防止孩子跌落受伤。

门也会"咬人"

门的种类，多种多样，按开启方式可以分为平开式、推拉式、折叠式、弹簧式等，它们的主要作用是用以划分空间、加强防盗、防火、美化等，但是在儿童时期的孩子们，周围的一切都是相当新奇的，单单是开门关门这么常见的事情，他们也会玩个半天，玩得不亦乐乎，殊不知，这一切对他们来讲都是危险的。

🩺 危险原因

1.面对旋转门，有些孩子的好奇心是很强的，或许会把手伸到门缝里去，或许推门的时候手放在了门边，这样就很有可能被门夹伤。

2.推拉门劲儿小的孩子推拉不动，用力过大门会猛然地开或关，孩子若是重心掌握不好，还会容易摔倒。如果孩子把手放在推拉门的边缘，还会有可能被门夹伤。

3.每当我们进出反弹门的时候，家长们通常都会将门开得足够大，这样大人和小孩都能顺利通过。但是，有些时候孩子的手脚并没有那么灵敏或者有什么东西让他们分心，无法跟在大人的身后进去，此时就很可能就被反弹回来的门挡住了甚至撞伤。

4.门上的帘子，通常情况下都是软的，可是打在脸上也很疼。并且若是掀帘子的时候力度过大的话，孩子就不是被帘子打到那么简单了，甚至还有可能被撞倒而受伤。

🩺 应对方法

1

每当在带孩子进出推拉门时，家长应先把门推开，让小孩出来或进去后，再把门关上。务必不要让小孩自己开、关门，更不能把推拉门当玩具玩。

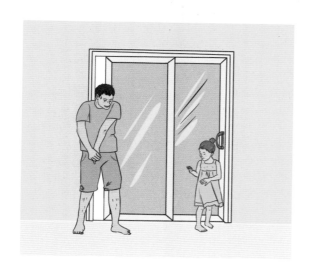

2

带着孩子进出旋转门时，家长要时刻牵着孩子的手，并且让孩子走在旋转门的内侧。若是孩子一定要玩旋转门，那么家长最好陪着孩子一起玩。同时也要告诉孩子一些基本的安全常识，如人多的时候先别玩、推门的时候不要把手放在门边上等。

3

进出反弹门，在推开门后，家长务必要先将门撑住，让孩子先通过，等孩子安全通过后，家长再走过去，此时就能保证小孩的安全。此外，当大人带着孩子进出有门帘的门时，一定要先走在前面把帘子撩开，并且自己站在门中间，防止帘子合拢，让孩子在自己的护卫下通过，最后才把门帘放下。

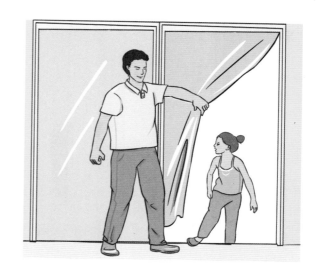

打火机不是玩具

某些家长在日常生活中经常会随手拿个打火机给孩子当玩具玩，虽然很节省时间又能及时安抚孩子，但是家长有没有想过儿童年幼无知，不了解火的危险性，出于好奇心喜欢玩火，因玩火引起的火灾时就得不偿失了。也有部分打火机的制造质量差，很容易发生爆炸等危险，所以莫把打火机当作孩子的玩具。

🩹 危险原因

1.小朋友拿东西有时候会不稳，再加上拿打火机的位置不妥当，很容易就会烧到手，还容易引起火灾。

2.有些打火机可能会在点燃的时候引发爆炸，给小朋友造成人身伤害。

3.打火机的材质多为塑料、金属，而且被很多人摸过，上面也会有细菌，若是孩子放入口中，有可能会引发不可想象的危险。

4.如果在地上摔打打火机，也很容易引起爆炸，因此小朋友不要把打火机随便往地上扔。

🩹 应对方法

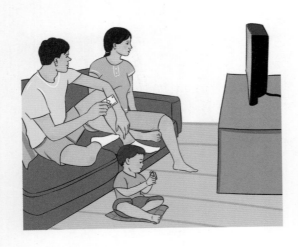

1

家长在逗孩子的时候一定要注意选择适当的玩具，很多时候就是家长的不经意给孩子带去了痛苦。

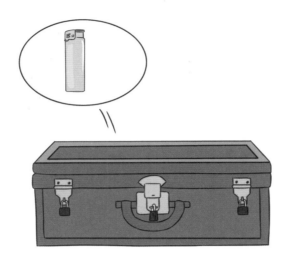

2

平时要把火柴、打火机等火源收藏好，不能让小孩子拿到，莫把打火机当孩子玩具。平时要给孩子适当地讲解相关的安全知识。

3

如果火机在高温下暴晒过，请一定不要再使用，因为当摁下开关的那一刻，它会窜出大火花，会伤害到皮肤，甚至有可能会爆炸。

✦ **注意事项** ✦

　　1.不要过度地溺爱孩子或为了让孩子不吵闹自己，从而把打火机这种高度危险物品给孩子玩。

　　2.家长们也不要让孩子帮忙拿火机或帮忙点烟，这样只会让孩子的安全意识越来越淡泊。

　　3.若是孩子非要玩打火机，家长们应亲身示范打火机的危害，在游戏中与孩子互动，争取让孩子在游戏中学习知识。

煤气味，好浓的煤气味

液化石油气也称为煤气，是我们家庭必备的日常用品之一，但是由于某些原因，煤气是有可能会发生泄漏的，而煤气里面含的一氧化碳气体被人吸入后会导致人体中毒甚至死亡，而且煤气在空气中的含量达到一定浓度时，稍有一点火花就会引起爆炸，因此如何处理煤气泄漏是我们必备的基本安全知识。

危险原因

会导致煤气中毒

煤气中含有一氧化碳，人体一旦吸入一氧化碳，氧分子就无法与血红蛋白结合，使组织细胞不能从血液中获得充分的氧气，中毒轻者，会有乏力、心悸、呕吐、恶心、头痛、眩晕、耳鸣等症状。但只要脱离环境，吸入新鲜空气，数小时后即可痊愈。中度中毒者除了上述症状加重外，还会有面色潮红、口唇呈樱桃红色、心跳加快、大汗淋漓、烦躁不安、嗜睡甚至昏迷。一般情况下治疗1~2天即可恢复。而重度中毒者可出现昏迷，并且会持续数小时至数天，深度中毒一般会伴随并发心肌损害、肺水肿、肺炎等严重后果。

引发火灾爆炸事故

当家里的煤气达到一定浓度时，遇到明火，就极易引发家庭火灾或爆炸事故；煤气的燃点一般在500~600℃，只要与空气混合成一定比例后，遇火即爆，并且煤气在燃烧时，有着火焰大、温度高、易扩散蔓延的特点。

应对方法

1

当发现煤气泄漏后，第一件事情是冷静。因为只有头脑清晰，才不会导致自己犯下不可弥补的错误。

2

发现煤气泄漏后，立刻用湿毛巾掩住口鼻，关闭总阀门，若阀门无法正常关闭，可将煤气软管对折并捆绑，然后迅速通知家人及邻居。

3

发现煤气泄漏后，应迅速打开所有门窗，以降低家中的煤气浓度。但千万不要开或关电源开关（各种电源开关）。特别是夜晚睡觉时发现有煤气味，起床后绝对不可以开灯。因为当你开关电源时，会产生火星，从而导致爆炸事故的发生。

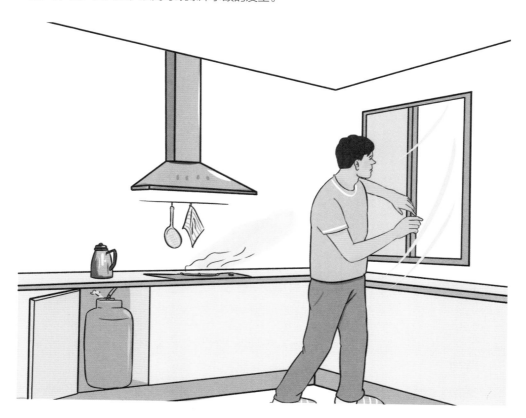

被开水烫到，好疼

日常生活中，我们经常会由于不小心而出现烧烫伤的情况。特别是孩子，很容易发生烫伤意外。并且小孩皮肤娇嫩，烫伤时受伤程度要比成人严重得多，轻则留疤，重则会影响生命安全。所以烫伤发生后，第一时间的急救是非常重要的，主要是要抢时间，这关系到烫伤部位的预后和治疗。

🏥 危险原因

休克

一般情况下，成人烧伤体表面积超过30%、儿童烧伤体表面积超过10%就可能会引发休克，若没能及时救治会有生命危险。

感染

皮肤是人体的重要屏障，烧烫伤会破坏皮肤的保护功能，使得全身免疫功能下降，导致各种致病微生物侵入人体，同时，导致创面感染或全身性感染也是烧伤患者死亡的首要因素。

疤痕

Ⅰ度或浅Ⅱ度烧伤，若是能够及时正确的治疗，产生疤痕增生的概率很低，但深Ⅱ度烧烫伤创面，通常都会有不同程度的疤痕增生，严重的甚至会导致肢体或器官的功能障碍及五官移位、变形，直接影响生活。

精神

烧烫伤后遗留的后遗症（如肢体功能障碍和容貌损害），容易使患者自信心、自尊心受损，无法与周围人群接触，导致生活质量下降，从而引发悲观厌世的情绪，甚至会发展为精神性疾病。

💼 应对方法

1

冲洗。一旦孩子遭受烫伤，应立刻使用自来水冲洗或浸泡患处15分钟。并且要及时脱掉孩子身上的衣物，以求将烫伤的伤害降到最低。但是衣物千万不能暴力脱掉，以防患处与皮肤粘连时加重皮肤的损伤。

2

冷敷。对冲洗较为困难的部位，可以使用冰冷的毛巾进行冷敷，但是儿童烫伤后若无十足把握，应立即送往专科医院治疗，避免耽误最佳治疗时机，导致不良后果。

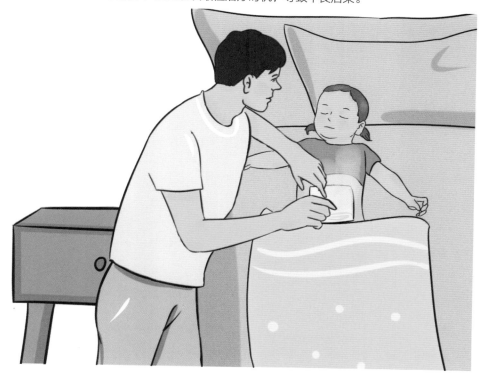

3

不要胡乱用药。创面不要随便涂抹药物或"偏方"，如酱油、牙膏等，因为这样会影响医生对病情的判断，又会导致创面的感染。

手湿不能碰开关

据统计资料表明，我国每年因触电而死亡的人数，约占各类事故总死亡人数的10%，仅次于交通事故。触电事故的发生具有很大的偶然性和突发性，尤其是家中的孩子，好奇心特别重，刚碰完水就直接去触摸电源开关、插座等，令人防不胜防。虽然触电死亡率很高，但假如防治得当，死亡率亦可大大地降低。

危险原因

1.电阻越大，电流越难以通过。通常人体的电阻约为10000欧姆，但如果在手脚有水时，人体电阻可能会下降到400欧姆左右，此时触电就很危险。

2.通常情况下当通过人体的电流为1毫安（千分之一安培）时，我们就会有针刺感，若是触碰时身上有水，就会放大伤害；当达到10毫安时，我们会感到无法忍受的不适，当达到20毫安时，人体肌肉会收缩，时间一长就会引起死亡；当达到50毫安以上时，哪怕通电时间很短，也会有生命危险。

3.触电时间越长，危险性越大。当触电者无法摆脱电源时，体内肌肉收缩能力会快速下降，从而导致昏迷、窒息、心力衰竭、休克甚至死亡。

应对方法

1

切断电源。当发现有孩子或者他人已经触电，应第一时间进行电源的源头切除，如关掉电源总开关等。当发现孩子受伤不严重，如孩子神志清醒，仅有心慌、四肢麻木、乏力等，或曾经昏迷，但未失去知觉，此时可让孩子静卧休息，并严密观察，同时拨打"120"或直接送院检查。

2

人工呼吸。当孩子所受伤害较严重，如孩子无呼吸、无知觉，但心脏仍有跳动时，应马上实施人工呼吸；若是有呼吸，但心脏停止跳动，则应立刻采取胸外心脏按压进行急救。

电风扇会"咬人"

孩子对于新鲜事物的热情，都是无比高涨的，对于造型奇特，又高又圆，又可以遥控，还会摇头晃脑和散发出阵阵凉风的电风扇也会感觉无比的新鲜好奇。但殊不知，它对孩子来说却是十分危险的存在，所以我们要告诉孩子正确使用电风扇，培养安全操作电风扇的良好习惯。

🩺 危险原因

1.当电风扇正在运行时，千万不能将手指伸进防护网内。要不然飞速旋转的叶片会将手指削伤。

2.在某些情况下，如产品质量不过关，导致电风扇漏电而造成孩子受到触电伤害。

🩺 应对方法

1

反复劝导。通过多次的教育，让孩子明白触摸电风扇的危险性。或者也可以利用工具来辅助教导，如带有有动画的视频，通过画面、声音来增加孩子的认知，更深刻加强孩子对危险的了解。

2

增加安全罩。相对于安全教育，在某些时候给电风扇增加安全罩的方法更为有效。特别是针对刚会爬行、刚学走路不久的孩子，语言上的教育是没有用的，孩子也无法理解家长们的意思。利用工具阻止孩子玩电风扇，也是保障孩子安全的好方法。

3

无叶风扇。也叫空气增倍机，它能产生自然持续的凉风，也因为无叶片，所以不会覆盖尘土或担心孩子的手指被割伤。同时它的造型美观，最重要的是它的安全系数比较高。

教育不等于暴力——家庭虐童

近年来，家庭虐童的案件频发，受到了公众的一致关注。但是家庭虐童行为，在社会中却很容易被人们忽视，因为如果没有造成严重后果，往往只会认为是"家事"而不了了之。在我国传统观念里，孩子是父母的私有财产，只要是为他好就可以任意处置，这也导致了家庭虐童行为的泛滥和习以为常。

危险原因

破坏关系

家庭虐童行为，会导致亲情严重受损。家庭成员之间会吵闹不断、相互猜疑、互不信任并形成恶性循环，从而影响家庭成员的社会性人格。

身体受伤

对孩子进行人身暴力，很有可能会不断升级，轻则皮外伤，重则残疾或死亡；故意对孩子照顾的忽略，也可能会影响孩子健康成长和生命安全，甚至会影响孩子的智力水平。

心灵伤害

对孩子造成身体伤害后，会进一步影响到孩子的心灵，从而导致孩子的世界观、人生观与价值观发生严重扭曲，并且还有可能导致孩子极端偏执、敏感多疑、自卑内向和懦弱恐惧的性格，甚至会得抑郁症、狂躁症等精神类疾病，此时就很可能会出现报复社会、自杀和自残、甚至伤害他人的行为。其中，冷暴力，对于孩子的心理来说也是毁灭性的影响。

🏥 应对方法

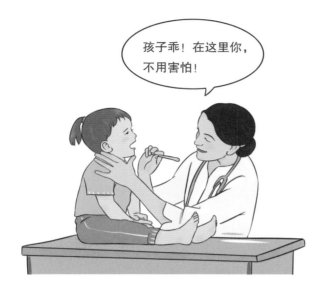

孩子乖！在这里你，不用害怕！

1

治疗儿童。提供受虐儿童心理支持，使其感到安全、被同情、被理解、被保护，消除反抗情绪。同时也要治疗施虐父母自身的心理问题，改善亲子关系。

2

游戏疗法。引导儿童通过游戏，借助玩具，重现痛苦经历，宣泄伤痛情感，寻找解决伤痛的办法。适用于学龄前和学龄初期的儿童。

3

认知行为疗法。主要矫正儿童消极、歪曲的自我认识和评价，引导儿童认识虐待的责任在于父母，对父母可以既有愤怒又有依赖的感觉，并要理解和原谅父母。同时帮助儿童认识到是自己的不当行为诱发虐待，应加以改变。该方法适用于具有较好言语表达能力的儿童。

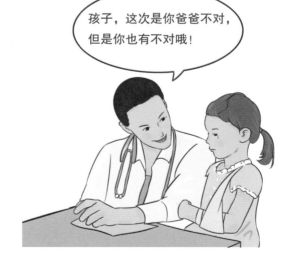

孩子，这次是你爸爸不对，但是你也有不对哦！

妈妈，好漂亮的火精灵

在厨房煎炒烹炸时，会因为某些原因（或是炒菜途中去做别的事，或是孩子在身边使其分心等）而导致油锅起火，然而人们在慌乱中有时会用水来浇灭油锅内的火焰，但这是极为不正确的方法，因为冷水遇到高温热油会引起"炸锅"，使油火到处飞溅，很容易让周围的人受伤。

➕ 危险原因

引起火灾

当油锅起火时，再加上我们灭火的操作不正确会导致厨房着火，导致人员的伤亡及财产的损失。

烧烫伤

油锅起火，很可能会使锅中的热油四处飞溅，从而对人体造成不同程度的烫伤，尤其此时在身边有孩子的情况下，孩子受伤的概率更高。

爆炸伤害

当炒菜时，锅中达到一定的温度，并且有一定的辅助条件后，即有可能导致炒锅爆炸，使得人们受到不同程度的爆烧伤、爆震伤、爆碎伤。

🧰 应对方法

1

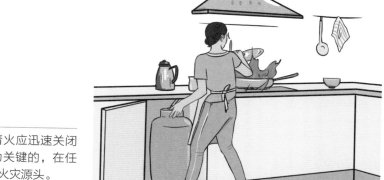

关阀门。发现油锅着火应迅速关闭燃气阀门，这是极为关键的，在任何时候，都要先切断火灾源头。

2

巧用工具。如果没有配备灭火器材，就要利用厨房内的现有物品灭火，如锅盖，迅速盖上锅盖，使火熄灭。如果没有锅盖，手边其他东西如洗菜盆等只要能起覆盖作用的都行。"锅盖灭火"方法简便易行，而且锅里的油不会被污染，人体也不会被火烧伤；当然也可以使用湿布，油锅起火，如果初起火势不大时，可以用湿毛巾、湿抹布等从人体处朝前倾斜着遮盖到起火的油锅上，使燃烧着的油火接触不到空气，便会因缺氧而立即熄灭。

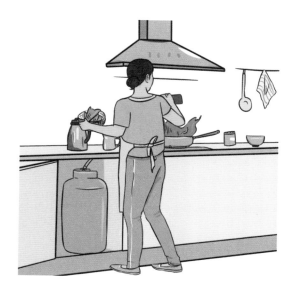

3

降低油温。若是身边找不到可以扑灭的工具，我们可以使用放在边上待炒的蔬菜或添加冷却的油、盐等倒入如锅中，这样可以使锅内温度降低，起到灭火作用。但需要注意的是，放入待炒的菜、冷油、盐时需要从起火的锅边倒入，避免锅内的热油飞溅到其他地方引起火灾。

药丸可不是糖豆

"宝贝，你看这药就跟糖一样好吃，甜甜的！"相信每一个家庭里面都出现过类似的话语，但是其实这种说法是不正确的，尽管孩子现在还不懂什么，但也不可让孩子形成药等于糖的观念。一旦孩子形成了"药等于糖"的观念，就极有可能错把药当成糖偷偷吃掉，后果会十分严重。

🩺 危险原因

1.药物多需要经肝脏代谢，儿童发育还不完全，一旦用错，将发生比成人更严重的伤害。

2.一些药对成人不会造成明显影响，却会影响儿童健康。如喹诺酮类抗生素可能影响儿童骨骼发育，部分晕车药可能影响儿童神经系统。

3.儿童的黏膜较为脆弱，误服外用药会腐蚀食管。

4.误服较大的药片，还可能因难以吞咽造成呛咳，引起窒息，威胁生命。

🩺 应对方法

1

查明真相。要迅速查清楚孩子误服了什么药，吃了多少，但途中不能打骂孩子，以免孩子害怕而不说或漏说。

2

药物排泄。若是孩子误服了一般的药物，如说维生素、止咳糖浆，量少时，可先耐心观察，不知道分量时可用手指刺激孩子咽部，帮孩子催吐，以排出部分药物。并且让孩子多喝水，以加快药物排泄。

3

帮助催吐。若是误服不良反应比较大的药物，如镇静药、降压药，此时要及时催吐，以排出药物，然后迅速就医。

有人在撬门，好害怕

作为小孩子的你，如果只有你自己在家里，大门突然传来开锁的声音，你以为爸妈回来了，准备开门。而这是却从门外传来"这门怎么撬不开啊，你快点啊！"这样的声音，你会怎么做呢？下面来看看，我们如果遇到这类事件该怎么办。

危险原因

1.入室盗窃也是盗窃的一种，这种盗窃方法顾名思义，就是盗窃分子进入房间，秘密窃取。但是也是极易转化为入室抢劫的一种，尤其是家中只有小孩的情况下。

2.现在小偷作案时，往往会携带凶器，当歹徒进入家中的时候，小孩因为会大喊大叫，歹徒很可能会对小孩造成人身伤害。

3.会造成公民的财物、经济损失，甚至会影响到社会治安秩序，危及社会公众的安全感。

应对方法

1

把电视打开。自己在家中遇到有人撬门或开锁时，你可以马上打开电视机并且把声音调大，这样可以让别人知道家里是有人在的。

2

假装有人。你一个人在家时，听到有人在开锁、撬门，你可以假装家里有大人，大声喊"爸爸、妈妈，有人来了"之类的话语，造成家里有大人的迹象。这样可吓跑坏人，他就不敢再继续开锁、撬门了。

3

寻求帮助。若是小偷继续开锁、撬门，你要抓紧时间跑到阳台上向周围的邻居大声呼救或直接拨打"110"，请求他们帮助并通知你的父母等家人。

当你的"叔叔"来敲门

据警方统计指出，日常生活中陌生人敲门试探后，欺骗独自在家的儿童开门，再入室抢劫或盗窃的案件并不少见。此类案件中，歹徒常常会以修水管、检查煤气管道、问路、送东西为名欺骗儿童开门。若是陌生人敲门时，孩子毫不犹豫地直接开门，就会给歹徒有机可乘。那么孩子遇到陌生人敲门该怎么办呢？

🩺 危险原因

1.在一般情况下，陌生人敲门只会存在两个可能，一种是试探性的行动，为了下一步的不怀好意做铺垫，看能否有机可乘，另一种是属于随机应变情况，若是发现家中有成人，歹徒可能就会放弃行动，若是发现没人或只有小孩在家，歹徒就会采取相应的行动。

2.若是让歹徒进入室内，对孩子可能会造成人身伤害，甚至严重的会直接影响到孩子的成长，造成童年阴影。

3.若是歹徒进入室内，除了对孩子造成伤害之外还会对事主造成经济损失甚至导致社会影响。

🩺 应对方法

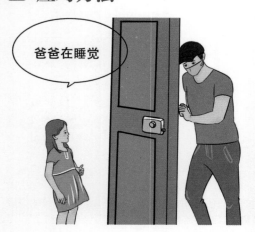

爸爸在睡觉

1

学会"说谎"。孩子独自在家遇到有陌生人敲门时，无论陌生人装扮成任何人物，如亲戚、送货员、快递员等任何借口的，必须要让孩子学会"说谎"，如"我爸爸现在在午睡，不方便叫醒他。请半个小时后再来好吗？"或"我现在没有钱给你，等我妈妈洗澡出来"等。

2

学会技巧。 当歹徒发现孩子独自在家时可能会夸孩子聪明能干有礼貌或用凶狠的话吓唬孩子，让孩子开门。此时孩子要有分辨能力，要勇敢面对，但千万不要上当开门，若是害怕可以大声喊："你快走！不走我就报警了！"

3

斗智斗勇。 若家长先前没有交代过，当孩子独自在家有人敲门时，务必不可开门。若是送东西的人，可以请他把东西放在门口；若是检查煤气管道，可以告诉他家长马上就回来了，让他在门外等一会儿；若是家长让来取东西的，可以与家长通电话确认。总之，独自在家时一定不要让陌生人进门。

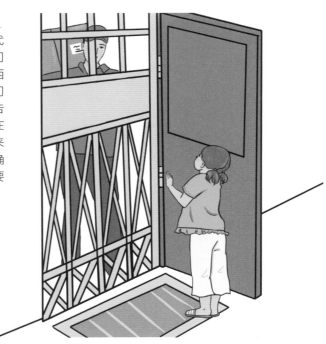

✦ 注意事项 ✦

1.平时，家长可以根据孩子的个人情况，采用多种方法进行教育，提高孩子的警觉性。既要提防坏人，也要警惕"善意"的"好心人"，教孩子识别陷阱和圈套。

2.大一点的孩子可以列一个单子，哪些人来了可以开门的，比如爸爸、妈妈、爷爷、奶奶、外公、外婆。可以直接把这个单子贴在门上，这对孩子来讲是一个提醒，同时也是一个警告。

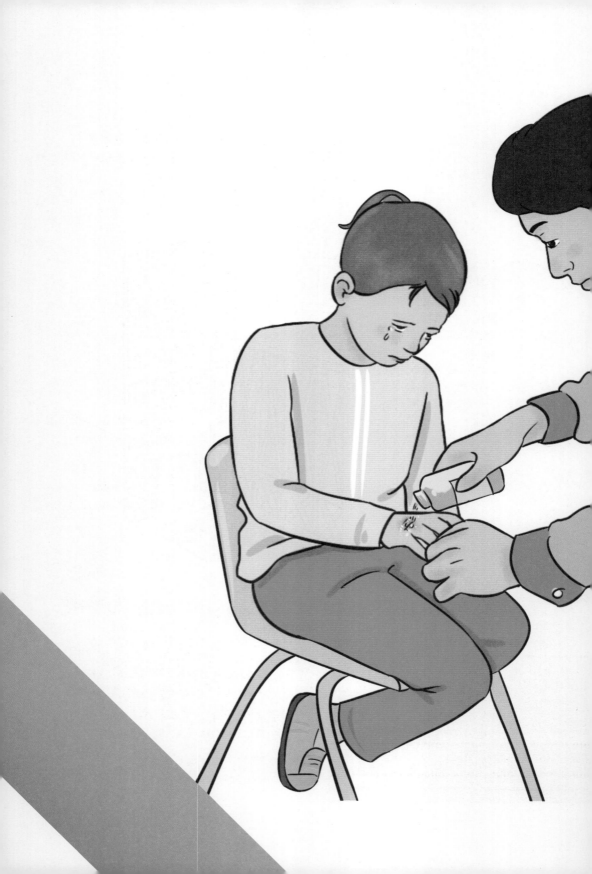

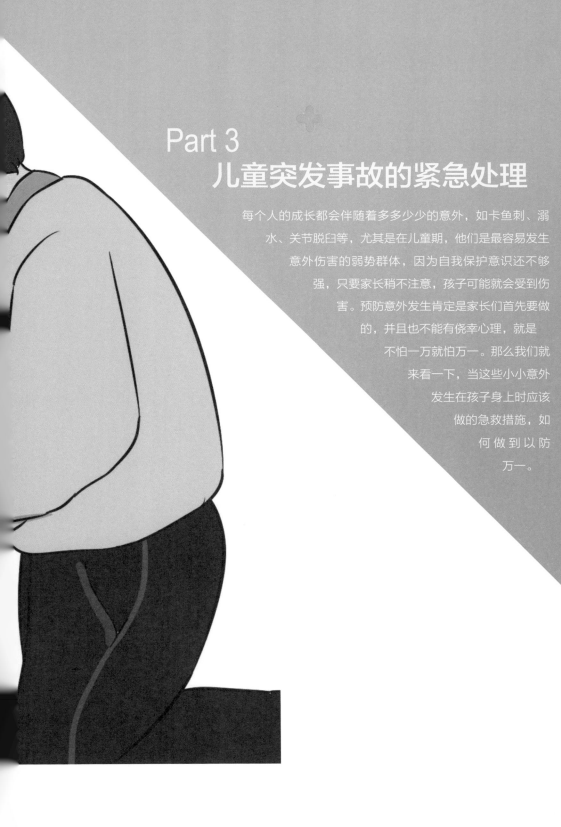

Part 3
儿童突发事故的紧急处理

每个人的成长都会伴随着多多少少的意外，如卡鱼刺、溺水、关节脱臼等，尤其是在儿童期，他们是最容易发生意外伤害的弱势群体，因为自我保护意识还不够强，只要家长稍不注意，孩子可能就会受到伤害。预防意外发生肯定是家长们首先要做的，并且也不能有侥幸心理，就是不怕一万就怕万一。那么我们就来看一下，当这些小小意外发生在孩子身上时应该做的急救措施，如何做到以防万一。

孩子的鼻内有异物进入

　　日常生活中，往往会有不同的原因造成孩子的鼻内有异物进入，除了可能造成窒息，少数情况还会导致食管穿孔或流血，因此家长应多留意，若孩子误吸异物应尽早送往医院。

🩺 原因及症状

　　1.儿童嬉戏时，会将豆类、纽扣、橡皮等小物件塞进鼻腔内。偶尔也会有小飞虫飞入鼻腔。进食时大笑或打喷嚏时会导致食物呛入鼻腔。

　　2.如为金属异物，实施X线摄片检查可明确异物的部位及大小。

　　3.其临床表现：一侧鼻腔阻塞，流臭脓带血鼻涕。鼻腔黏膜红肿，鼻腔有脓性分泌物。异物如果存在时间过长，鼻黏膜可出现糜烂、假膜等不良现象。

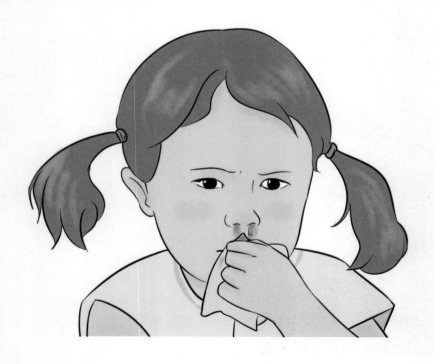

🧰 紧急处理

1

轻轻推出。小的异物如纸头、橡皮头等可以用小镊子夹出。如果是圆形光滑的异物，如小玻璃球，应从上方越过异物，从后向前轻轻推出。

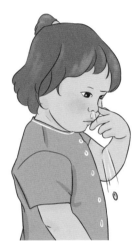

2

用力呼气。可以堵住一侧的鼻孔，用力地呼气再擤鼻，便可以将另一侧鼻孔内的异物排出。

3

口腔吹气。让孩子用手将两只耳朵紧紧捂住或家长用手指压住没有异物的一侧鼻翼，使这里不漏气，然后用嘴巴对准孩子的口腔轻轻吹气，利用气流也可以将鼻腔中的异物冲出来。

4

送医院治疗。孩子不能擤鼻时，用纸捻刺激孩子的鼻孔，迫使其打喷嚏，利用打喷嚏时的强大冲力将异物排出。但是当异物很难取出或小孩哭闹不能配合时，应送医院治疗。

✚ 注意事项 ✚

1.婴幼儿未感冒但鼻塞、鼻涕恶臭时，可能是鼻内进入了异物。异物会引起周围黏膜发炎而分泌有臭味的物质。

2.家长们应该确保孩子玩的所有玩具都适合他的年龄段，并且要从小树立安全意识，明确告诉孩子，往鼻子和耳朵里塞东西是很危险的，绝对不可以这样做。

小孩耳朵中有异物进入

不论什么性质的物质、以什么方式进入外耳道，都称外耳道异物。外耳道有异物会影响听觉，异物入耳会阻塞耳道，引起疾病。因此要加强对儿童的看管和教育，避免其将异物塞入耳中。

🩺 原因及症状

1.非生物性异物进入外耳道，多见于小孩因为好玩将小石子、豆类、纽扣或纸片等放入外耳道。

2.医源性异物进入外耳道，有的人用火柴杆包裹棉花掏耳朵，将棉花或断折的火柴杆留于外耳道。

3.生物性异物进入外耳道，如蚊、蝇或小昆虫飞进外耳道。

4.外耳道异物的临床表现，与异物的大小、形状、性质有关，如较大的外耳道异物，可发生耳道阻塞症状、听力障碍、耳鸣、耳痛、反射性咳嗽等，并且还会感到耳鸣、耳痛和头痛，使患者十分痛苦。

🩺 紧急处理

1

安慰患儿。 首先要保持镇静，尽量让孩子放松，别害怕。如果是小石子、豆类等较硬物品进入耳中，可尝试头侧偏向进入异物的耳朵，一手牵拉进入异物的耳朵，另一手拍打头部的另一侧。

2

保持不动。 如果进入耳朵中的异物离出口非常近，能比较清楚地看见，就要使孩子保持不动。然后用镊子或掏耳勺缓慢除去小豆子或小石子等异物，但是如果难以取出，则应去医院请医生帮忙取出。

3

诱导虫子。 如果有小虫进入耳朵，可将房内灯光熄灭（如果是白天，就到一个黑暗的屋子里去），然后用手电筒在耳朵旁照射，诱导耳内虫子自己跑出来。

小孩眼睛中有异物进入

小孩眼睛进入的常见异物有沙尘、睫毛等，但人们总是本能地揉眼睛，但往往越揉越疼。虽然一般没有明显的危害。但是当沙尘进眼时，千万不要直接用手揉。此外还有造成较严重伤害的异物有锐器、碎石、玻璃或腐蚀性液体等。

🩺 原因及症状

1.异物入眼主要会有以下不适症状：眼痛、灼热感、流泪、眼睛发红、对光敏感、眼部有异痛感、视力减退等。

2.通常由于人们的不小心导致，如工作时没有佩戴相应的保护用具或孩子玩耍时不小心导致。

3.家庭中由于大人和小孩的疏忽，打烂玻璃制品飞溅入眼。

🩺 紧急处理

1

让泪水向下冲刷。当灰尘、沙硕、昆虫、铁屑等进入眼内时，应轻轻将上眼皮向前拉，使眼皮和眼球之间留有一点空隙，让泪水向下冲刷，有时几秒钟后即可将异物排出。

2

棉签取物。如果异物在眼球或上眼睑内，可让患者眼睛向下看，将上眼皮翻起，用棉签蘸上眼药水或医用盐水将异物取出来。

3

迅速就医。如果找不到异物，而异物感却很强，则可能是异物嵌入了角膜（黑眼珠）上。这时就应该去医院请医生处理。

异物进入儿童消化道

宝宝总是好奇的，各种东西，不是咬就是摸，更让人担心的是，能放嘴里的，还要尝一尝。可一不小心，这些东西就跑到胃里了!异物绝大多数是吞入的，常见的异物有铁钉、银币、玩具、果核等，通常无临床症状，部分异物能通过肛门自行排出，但也有些患儿排除困难而需要手术治疗。

原因及症状

1.异物吞入卡在颈段食管，孩子会有哭闹不安、进食即吐、拒食、哽咽、唾液增多或吞咽困难等症状。若异物压迫附近的咽喉或气管时，会出现呼吸困难、咳嗽、哮鸣、反射性喉痉挛、窒息，也有部分孩子因疼痛，导致孩子保持一种颈部前伸的强迫体位，不敢乱动。

2.异物吞入卡在胸段食管，孩子会出现胸骨后疼痛，梗阻症状和呼吸道症状较轻。

3.异物在食管内逗留时间长或被尖锐异物直接损伤，而引发食管炎、食管脓肿等并发症。还可出现呼吸困难、脱水、发热及全身中毒症状。

4.部分尖锐异物(如小骨碎片或鱼骨刺)可直接穿透食管壁，穿破主动脉或心包，引起消化道大出血，而此时就会有极大生命危险。

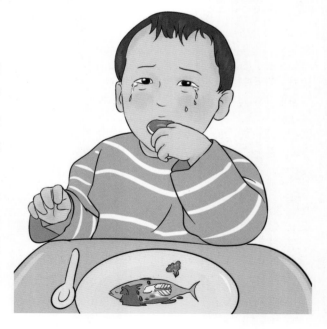

🧰 紧急处理

1

不要强行吞咽和导泻。 孩子遇到鱼刺、细骨头卡在食管时，有些家长会让孩子强行吞咽，希望将其咽下去。但是，其实鱼刺卡住时利用饭团等强行吞咽有可能会造成食道穿孔，可能会危及生命。并且孩子吞入异物后不能随意使用导泻的方法，因为钉子、玻璃等尖锐或带钩的异物，在导泻时很可能会勾到肠壁，引起二次伤害。

2

尽快就医。 如果吞下的异物不大，但是较重，如金戒指等，进入胃内以后因其过重而沉于胃的最低处，通常是不能随胃蠕动进入肠道排出，时间久了会导致胃黏膜损伤、出血甚至穿孔，所以吞入较大的异物必须及早去医院将其取出。若是遇到，含有腐蚀性的异物，务必要尽快去医院，由医生帮忙取出，不要耽搁。另外，现在有些孩子会误吞电池，而电池虽然外表光滑、个头也不大，但部分电池里却是腐蚀性液体，一旦在消化道中破裂释放，会让孩子的损伤较大，所以也要尽快就医。

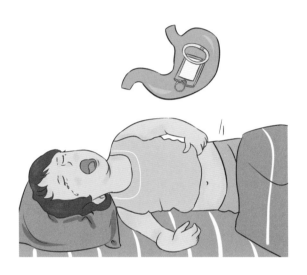

✚ 注意事项 ✚

1.若是家长没把握，家长不要擅自处理，以免因为错误的方法导致孩子受到更严重的伤害，甚至危及生命。

2.对于判断力较差的孩子们或者好奇心较强的孩子们，日常生活务必不能让他们触碰到细小的危险物品，以免意外的发生。

3.现在有些已知的急救方法是错误的，如有的家长发现孩子误吞异物，会使劲拍孩子后背，还有的直接将手伸进孩子嘴里，甚至伸进咽喉部位，殊不知这样很可能会把异物推到更深处。

儿童呼吸道异物

气管异物多发生于5岁以下儿童，3岁以下最多。当儿童将异物呛入气管时，家长千万别惊慌失措，也不要试图用手把异物挖出来。因此，儿童发生气道异物阻塞时反应一定要快，要迅速想办法排出异物、解除阻塞、纠正缺氧状态，才有可能保住生命。

⊞ 原因及症状

1.儿童牙齿未萌出或萌出不全，咀嚼功能未发育成熟，吞咽功能不完善，气管保护性反射不健全，很容易将异物吸入气管。

2.如果患儿的气道没有被完全阻塞，还可以部分通气，患者当即便会出现剧烈呛咳；呼吸困难，甚至可以听到每次费力呼吸时，喉咙发出口哨一样的喘鸣声；面色先潮红，后青紫或苍白；首先烦躁不安，接着意识丧失，最后呼吸和心跳停止。

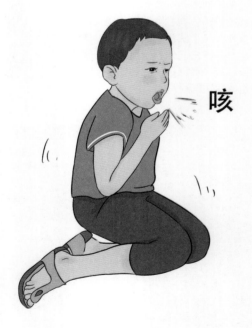

咳

3.如果患儿的气管完全被卡住，会当即就不能发声、咳嗽、呼吸，两手会本能地做出掐住脖子的动作，患者出现这个动作是发生完全性阻塞最明显的特征。同时如果异物较大，嵌顿于喉头气管，可立即窒息死亡；较小、尖锐的异物嵌顿于喉头，除有吸气性呼吸困难和喉鸣外，大部分有声音嘶哑甚至失音。异物停留时间较长者，可有疼痛及咯血等症状。

🧰 紧急处理

站立位的上腹部击法（适用于意识清楚的病人）

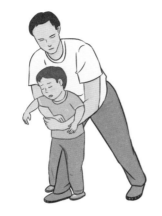

1

环抱患儿。患儿取站立位，弯腰并且头部向前倾，施救者站在患儿身后，一腿在前，插入患儿两腿之间呈弓步，另一腿在后伸直，同时两臂环抱病人的腰腹部。

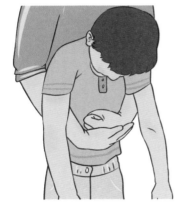

2

腹部冲击。施救者一手握拳，拳眼置于患儿脐上两横指的上腹部，另一只手固定拳头，并突然连续、快速、用力向患儿上腹部的后上方冲击，直至气道内的异物排出或患儿意识丧失。

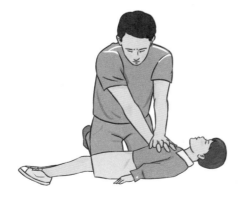

3

心肺复苏。如果患儿在抢救的过程中发生意识丧失，应立即将其摆成平卧的复苏体位，使用心肺复苏术进行急救。

卧位的上腹部冲击法（适用于意识丧失的患儿）

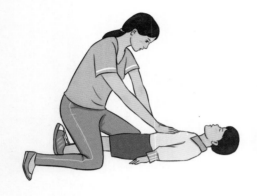

1

冲击。将患儿摆放成平卧位，抢救者骑跨于患儿大腿两侧。将一手掌根置于患儿肚脐上两横指处，另一只手重叠于第一只手上，并突然连续、快速、用力向病人上腹部的后上方冲击。

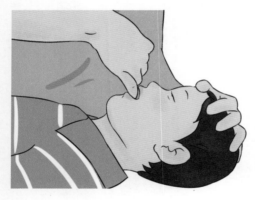

2

检查。每冲击5次后，检查一次患儿口腔是否有异物。如果发现异物，立即将其取出。

婴儿急救法

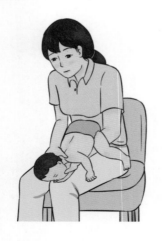

1

翻转婴儿。抢救者将患儿面部朝下，头部低于身体，臀部朝上，放在救护者的前臂上，用手托住其颈肩部，并将自己的前臂支撑在大腿上方。

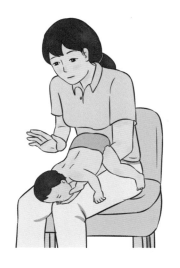

 2

连续叩击。救护者用另一手掌根部连续叩击患儿肩胛间区5次。然后将婴儿翻转成面部朝上、头低臀高的体位，检查其口中有无异物，如果发现异物，用手指小心钩出。

3

重复操作。如未发现异物，立即用食指、中指连续冲击患儿两乳头连线中点下一横指处5次，再将婴儿翻转为面部朝下，从叩击背部开始重复以上操作，进行叩击背部和胸外按压，直至异物排出。

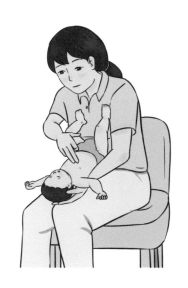

＋ **注意事项** ＋

1.家长们要教导孩子不要随意将东西往嘴里放，不仅不卫生，还很可能一不小心吞下去，很危险。

2.吃东西时不要和孩子说笑打闹，那样很容易使食物落入气管，发生危险。

3.有时，异物会进入下呼吸道，出现剧烈咳嗽，但接下来会有一段或长或短的无症状期，这时很容易错过关键的急救时间，抢救不及时还有可能导致严重的并发症。

儿童触电

儿童触电是由于孩子直接接触电源，导致一定量的电流通过人体，致使全身性或局部性组织损伤与脏腑功能障碍甚至死亡。触电时间越长，机体的损伤越严重。误触电路、设备漏电及火灾、雷电、地震、大风等自然灾害都有可能引发触电。

危险原因

1.孩子受到惊吓，通常会出现局部麻木、头晕、心悸、面色苍白、四肢无力、惊恐呆滞等。

2.重者即刻出现昏迷、强直性肌肉收缩、抽搐、心律失常、休克、心跳及呼吸微弱，呈现"假死状态"，或心脏骤停、呼吸停止、出现紫癜。电击部位皮肤被电灼伤、焦化或炭化，并有组织坏死。如从高处跌下，可伴有脑震荡，头、胸、腹外伤或四肢骨折。

3.部分孩子在触电时症状较轻，尔后突然加重，出现包括心脏骤停在内的迟发性反应。但要注意，有些人会把触电后的身体强直误认为是"尸僵"，切勿放弃抢救。

紧急处理

1

火速切断电源。当发现孩子触电时立即拉下闸门或电源开关，拔掉插头，使孩子尽快脱离电源。急救者利用竹竿、扁担、木棍、塑料制品、橡胶制品、皮制品挑开接触孩子的电源，使孩子迅速脱离电源。

2

保护自身。急救者最好穿胶鞋，站在木板上保护自身。如孩子已发生心脏骤停，应立即做心肺复苏术，同时拨打"120"急救电话。

3

远离漏电电源。如孩子仍在漏电的机器上，应赶快用干燥的绝缘棉衣、棉被将孩子拉开。

小儿溺水

溺水，是常发生的意外。多见于自我保护能力差的幼儿和儿童。如果在游泳中不熟悉水性、在饥饿疲劳状态下或不了解游泳场情况，都有可能发生意外。每年都会看到关于儿童溺亡的报道，除了注意选择玩水地点、加强看护，懂得孩子溺水后的正确的救护方法也是很重要的。

📋 原因及症状

1.在外游泳时，家长没有时刻陪同在孩子的身边，导致孩子意外的发生。

2.孩子游泳前没有得到充分的热身，导致在水中抽筋而发生意外。

3.孩子身体不适的情况下，依然去游泳也会导致意外的发生。

4.患有某些特殊疾病的孩子仍然去我行我素的去游泳。

📋 紧急处理

1

施救要点。有能力下水施救的救助者，下水前要尽可能将衣服和鞋子脱掉，从孩子背部靠近，一只手抱住孩子的脖颈，用另一只手向岸边游。如果孩子已经处于虚脱状态，救助人员可以靠向孩子的头部，将其拖拽到岸边。

2

开放气道。迅速将孩子平放在地面，头偏向一侧，撬开其口腔，清除口、鼻内的异物，松解衣领、纽扣、内衣、腰带、背带，保持呼吸道畅通和注意保暖。

3

心肺复苏。对孩子进行人工呼吸、胸外心脏按压，直至情况好转或死亡，在送往医院过程中也不能停止。

但如果是自己落水，切勿举手挣扎，应仰卧，使头向后，口鼻向上露出水面；呼气浅，吸气深，可勉强浮起，等人来救。

小儿脱水

人体里含有大量水分，只有水份充足，各个系统才能正常工作，体内的毒素和杂质也能得以排出。所以，缺水对人体的伤害非常大，严重甚至可能会引发生命危险。脱水远比你所想的更普遍。所以，你有必要了解脱水原因，学会观察自己或别人是否出现脱水症状，并采取解决办法。

原因及症状

1.常见导致人体脱水的原因有：中暑、运动过度、呕吐、腹泻、排尿次数增加、摄入水分过少（如水源受污染的地方或是处于昏迷状态的不能自己调节饮水量）、皮肤受伤（如皮肤晒伤或溃疡，因为水通常是透过受损皮肤流失的）。

2.夏季气候炎热，如果孩子活动太多或者只在一个通风不好、闷热的空间里，都会导致孩子大量出汗，并造成水分流失，从而导致脱水。

3.孩子发热也会丢失大量的体液，从而导致脱水，因此，只要发现孩子发热了，就必须要给他喝大量的液体。

4.孩子出现脱水时的症状通常会有：嘴里很干并且觉得很黏稠、哭的时候很少或没有眼泪、昏睡、烦躁、眼睛凹陷、婴儿头部囟门（摸起来软软的地方）凹陷、6到8小时没有排尿、12小时没有排尿或只有少量深黄色尿液（比较大的孩子）、疲倦或头晕（比较大的孩子）。

5.较大的孩子及成年人脱水时的症状通常会有：口渴、尿量减少、烦躁、意识混乱、虚弱、头晕、腹泻、口干舌燥、很少或没有眼泪、不出汗、心悸。

🧰 紧急处理

1

补充水分。将患儿移到阴凉处，耐心安抚，让患者躺下或坐下。并给患者大量补充丢失的体液和化学物质，如运动饮料、碳酸饮料、水、茶。

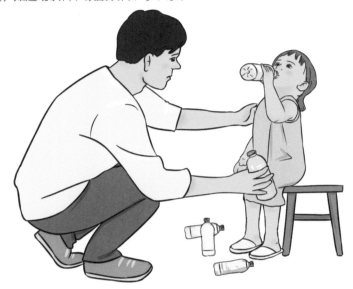

2

心理安慰。脱水急救是一个缓慢的过程，所以中途需要不断的心理安慰患儿，并且严密观察。如果症状持续或其他并发症（如呕吐、腹泻）出现，拨打120等紧急电话，等待急救救援。

✚ 注意事项 ✚

1.如果你怀疑孩子严重脱水，请立刻去看医生。马上带他去医院或叫救护车。

2.严重脱水十分危险。除非患儿没办法立刻看医生，并急需治疗以防死亡，否则务必交由医生处理，治疗方法也必须获得医生批准。

3.夏天，每当要进行户外活动时，必须要带上充足的水或运动饮料。

小儿中暑

中暑是人体在高温和热辐射的长时间作用下，身体的体温调节功能出现障碍，导致水、电解质代谢紊乱及神经系统功能损害。中暑是一种可威胁生命的急症，若未给予及时处理，可能引起抽搐、永久性脑损害、肾脏衰竭甚至死亡。

🩹 原因及症状

1.中暑发生的原因是人体内热量不断产生，散热困难；或由于外界高温使人体内的热量越积越多，身体无法调节。除了高温、烈日暴晒外，工作强度过大、时间过长、睡眠不足、过度疲劳等均为常见的诱因。

2.中暑症状的主要表现：感觉烦热难受，体温升高（往往超过40℃），皮肤潮红但干燥无汗，继而意识模糊，头晕虚弱，畏光，恶心，呕吐，血压降低，脉搏快而弱，终至昏迷，极有可能导致数小时内死亡。

🩹 紧急处理

1

转移散热。迅速把患儿移至阴凉处，平卧休息，解开衣扣，并在头部、腋窝、腹股沟处用冰袋冷敷，或将全身用冷水擦洗，以加快散热。

2

禁用冷饮降温。凡是出现面色潮红，体温升高，脉搏增快的症状，可给予含盐清凉饮料或含食盐0.1%～0.3%的凉开水或口服仁丹、十滴水等，但是禁用冷饮降温。

3

帮助散热。可用扇子或电扇吹风或空调帮助散热。若是中暑严重者，需及时送往医院。

孩子大笑时下巴脱落

现实生活中我们曾经遇到有人在一阵哈哈大笑之后，突然就不动了，然后上下牙也合不上了，而且还止不住地直流口水，说起话来也无法听清，从外边看到下巴下垂，整个脸明显地长了，这就是人们所说的下巴脱臼，医学上称颞下颌关节脱位，是下颌骨的髁状突滑出关节以外，不能自行复位。

原因及症状

1.下巴脱臼的症状为口半开，闭不住也张不开，口水直流，言语不清，咀嚼、吞咽障碍。因下颌骨向前移位，两颊变平，面形变长，关节附近疼痛或肿胀，耳屏前凹陷明显，在颧弓下方可触及移位之髁状突。

2.下巴脱臼往往是因为大笑、打哈欠、讲话太多、张口过大或突然咬硬物导致肌肉或韧带拉伤所致。

紧急处理

1

同一高度。让患儿靠墙坐在矮凳上，头贴着墙，使脱臼人的下巴与复位人的肘关节在同一高度，以便复位时使劲。

2

复位手法。复位人双手拇指用手帕裹上，伸进脱臼者的嘴里，放在两边后牙的咬合面上，其余四指放在嘴外边的下颌骨下缘。

3

分散患儿注意力。复位前先转移脱臼者注意力，然后用力向下压下颌，同时将颏部向上端，这样使下颌骨的髁状突沿弧线转动到结节下面，再轻轻向后推动一下，即可使髁状突滑到原来的关节腔内。这时复位人的双手拇指迅速滑到牙齿外侧，避免被咬伤。复位后，用绷带托住下巴，几天内不要张嘴，防止形成习惯性下巴脱臼。

孩子外出被太阳晒伤

每当看到影视上的明星，身上那种黝黑发亮的肤色，是不是有种向往的心思，但是所谓的"健康古铜色"是不存在的。通常我们只会导致肌肤晒伤，它是因皮肤过度暴露于有害的太阳紫外线下而引起的，虽然晒伤的症状通常是短暂的，但皮肤受损却是永久的如果遇到急性肌肤晒伤，我们该怎么办呢？

危险原因

1.夏天，皮肤被阳光过度照射后的2～6个小时就会出现发炎症状。

2.当气温逐渐升高、太阳变得毒辣时，这样的天气在户外的时间长了，肌肤容易出现红肿、刺痛、水泡、脱皮等现象，这是遭受阳光暴晒而留下的纪念品。肌肤晒伤后要尽快实施抢救，不再增加皮肤的负担，以舒缓、镇定发红发热的皮肤为先，适当使用温和、无刺激的保养品，这样才能加速细胞修复、保护、再生及缓和皮肤晒伤的症状。

3.日晒后第二天病情到达高峰，可伴有发热、头痛、心悸、乏力、恶心、呕吐等全身症状。一周后可恢复。

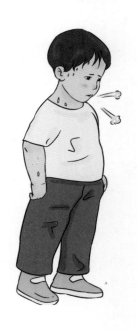

紧急处理

1

冰敷保湿。皮肤被晒得红扑扑的，属于轻度晒伤，这时需用蘸了化妆水的化妆棉敷在皮肤上，直至皮肤感到冰凉为止。另外，以面部及鼻子等发红的部位为中心，慢慢用化妆水、冰块敷之。

2

保持肌肤水分。在皮肤晒伤的症状得到缓解之后，为防止肌肤出现干涩、紧绷，甚至无法上妆的现象，应及时补充水分。首先，在沐浴时用泡沫式敷面霜进行保湿，经过一段时间再冲洗掉。然后，用含保湿成分的润肤乳涂在皮肤上。

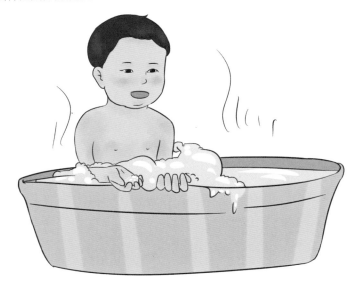

3

酌情处理。当皮肤被强烈的阳光灼伤并感到灼热不堪时，此时唯一的急救办法是采取冰敷，可将化妆水放入冰箱，然后取出已凝结的化妆水敷在皮肤上。若是发现肌肤晒伤的情况比较严重，肌肤已经出现水泡症状时，应立即去医院处理。

✛ 注意事项 ✛

1.日晒后回到家，不要马上洗脸，而是要等皮肤降至正常温度后用温水洗脸，洗面奶也最好采用含有牛奶、蜂蜜等滋润保温成分的。

2.清洁过后可以在脸上涂一些含水分比较多的护肤品，在涂的时候，不要忘记在脖颈上也涂一些。

3.避免在上午10时至下午2时晒太阳，因为这时候阳光最强烈。要记住阳光在高地和近赤道的地方较热，并且要用防晒系数（SPF）最少15度的遮光剂，并最好在晒太阳前涂上。

孩子外出被冻伤

冻伤是软体组织受冻并且局部血液提供减少时所形成的损伤，严重者可能会出现患处皮肤糜烂、溃疡等现象。当皮肤温度降到-2℃时，就有可能发生冻伤。冻伤多发生在0℃以下缺乏防寒措施的情况下，耳部、鼻部、面部或肢体受到冷冻作用发生的损伤,一般分为四度。

🩺 原因及症状

1.I度冻伤（红斑期），皮肤红肿充血，灼痛或瘙痒，经10~15天后症状消失，表皮脱落，不留疤痕。

2.Ⅱ度冻伤（水疱期），全局皮肤冻伤，局部红肿疼痛，出现大小不等水疱（一般复温后12~24时出现），7~10天水疱渐渐干枯，形成黑色干痂，脱落后有新生上皮覆盖。

3.Ⅲ度冻伤（坏死期），皮肤，皮下组织甚至肌肉、骨骼均冻伤，形成干性或湿性坏疽，患处感觉、运动功能完全消失，呈暗灰色，容易继发感染，可伴发破伤风、气性坏疽等。如继发感染可造成疤痕痉挛，远端肢体、耳、鼻子等可能脱落。

4.Ⅳ度冻伤，全层彻底丧失，包括皮肤、肌肉、肌腱等的破坏，可导致截肢。

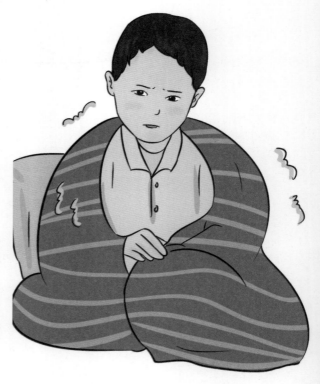

🩺 紧急处理

1

保持体温。尽快将伤者移至温暖的地方，使其身体迅速升温，并用御寒的衣物盖住冻伤部位，可给予热饮。

2

专人看护。同时将冻伤的部位浸泡在38～42℃的温水中，水温不宜超过45℃，浸泡时间不能超过20分钟。同时要有专人看护，小心烫伤失去知觉的组织。

3

浸浴。如果冻伤发生在野外，无条件进行热水浸浴，可将冻伤部位放在自己或救助者的怀中取暖，同样可起到热水浴的作用，使受冻部位迅速恢复血液循环。

✚ 注意事项 ✚

1.不要将患部直接烤火，或者开始就用较热的热水浸泡，也不要采用民间的方法用雪擦或冷水浸泡，以免加重冻伤，引起并发症。

2.不要用皮肤直接接触大块的冰，以免使皮肤被冰"粘"住，家长尤其应告诫儿童。

3.如果脚部发生冻伤，尽量不要行走，以免加重对受冻组织的损害。

4.如果生活的环境较冷，或需要进入低温环境工作，应在易受冻部位涂擦凡士林或其他油脂类，以保护皮肤，防止冻伤。

5.对冻伤复温，除按摩外，可用酒精、辣椒水涂擦，效果较好或用5％樟脑酒精、冻疮膏涂抹。

小孩玩鞭炮被炸伤

烟花、鞭炮在给人们带来了喜庆欢乐的同时，若是一不小心被其炸伤的事故也随之而来，尤其是儿童玩鞭炮受伤的更多。在炸伤事件发生后，如不进行有效处理，将会导致严重的后果。

🩺 原因及症状

1.儿童对鞭炮的喜爱是成人不能理解的，震耳欲聋的鞭炮声既刺激又新鲜，往往让幼儿很喜欢燃放鞭炮。

2.儿童多因未能及时躲开、捡"瞎炮"、使用伪劣产品或制造运输中意外爆炸而受伤。

3.手部炸伤，伤口小、浅，有少量出血；重者可伤及肌腱、神经、肌肉、骨及关节；严重者手掌、手指大部被炸掉或失去原形。

4.眼部炸伤，伤后多有剧痛，眼中有异物；重者眼球脱出，眼内出血，视物不清或失明。

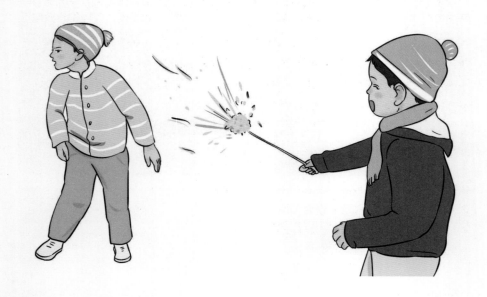

⚕ 紧急处理

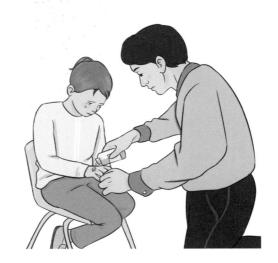

1

冷水冲洗。一旦发生鞭炮炸伤，家长应该及时对伤处用冷水冲洗，以减轻烧伤程度，同时还可清理伤口上的污垢。

2

止血。如手部或足部被鞭炮等炸伤流血，急救者应迅速用双手为其卡住出血部位的上方，如果出血量大且出血不止，则应用橡皮带或粗布扎住出血部位的上方，抬高患肢，急送医院清创处理。但捆扎带每15分钟要松解一次，以免患部缺血坏死。

3

不能揉眼。如果有异物飞入眼内，不要揉眼，要轻闭双眼或稍眨眼，让较浅的异物随着泪水流出。如有异物进入眼球深部，绝不可压迫眼球，以免眼内组织脱出。额头和眉弓被爆竹炸伤时，要注意自我检查眼睛视力，初步判断有无视神经间接损伤。如需要，可拨打急救电话120。

✚ 注意事项 ✚

1.如果炸伤眼睛，不要揉擦和胡乱冲洗，最多滴入适量消炎眼药水，并平躺，然后立刻拨打120或急送医院。

2.要告诉孩子远离燃放着的鞭炮及烟花，以免受伤。

3.注意不要让儿童单独燃放鞭炮或烟花。

4.注意不要让孩子走近点燃未放响的鞭炮或烟花。

5.坚决不买质量不明的烟花爆竹。

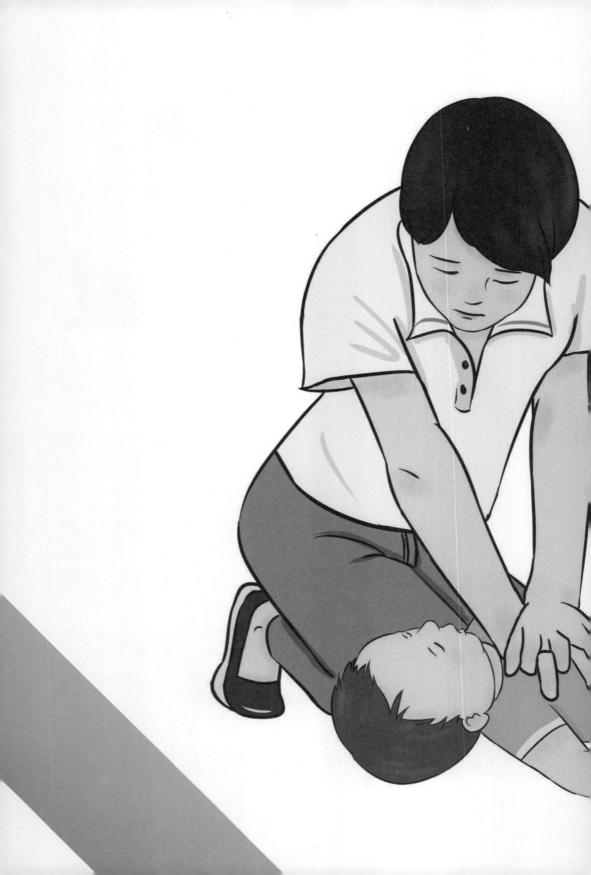

Part 4
儿童嬉戏外伤的紧急处理

作为成年人，偶尔碰伤、撞伤算不上什么事情，但如果这些小伤口或严重的外伤出现在孩子身上，很多家长们却常常会感到手足无措，并且身体尚未发育完全，身体比例仍是处于头重脚轻的状态。而孩子们通常喜欢急速奔跑的活动。行为也没有成年人小心，在奔跑、游戏时，发生跌倒、擦伤的意外机率也大很多，但是一旦伤口处理不当，除了可能造成伤口感染、溃烂外，更可能留下影响外观的疤痕，甚至有破相疑虑，本章能让我们知道，孩子发生外伤应该做出如何处理。

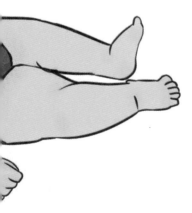

小儿鼻子撞击外伤

鼻子突出于面部，孩子在日常生活中，鼻子容易遭到撞击而发生鼻外伤。外力作用的大小、程度及方向不同，所致损伤的程度各异。如果鼻梁骨发生骨折，易导致移位，影响面容形象，甚至会发生患处感染，使软骨坏死。因此，一定要保护鼻子免受剧烈的碰撞。

🩺 原因及症状

1.通常孩子鼻部外伤多为直接暴力所致，如游戏时被拳击鼻部或奔跑时面部朝下跌倒、撞击。

2.单纯局限于鼻骨，伴有周围的软骨组织，如鼻中隔等骨折。

3.鼻子疼痛，鼻出血，颜面及鼻部皮下瘀血。

4.鼻塞骨折可致颜面畸形，咬颌错位。如伤及颅底可产生脑脊液鼻漏，嗅觉丧失。

5.伤及鼻中隔可使软骨脱位，中隔软骨倾斜于一侧鼻腔，或形成鼻中隔血肿，阻塞鼻腔。

6.鼻部触诊可触及骨摩擦音，或骨折线，局部压痛明显。

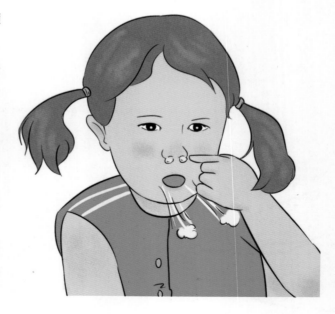

🏥 紧急处理

1

紧压鼻孔。血量小，可让患儿坐下，用拇指和食指紧紧地压住患儿的两侧鼻翼，压向鼻中隔部，暂时让患儿用嘴呼吸。一般压迫5~10分，出血即可止住。

2

病情加重送医院处理。同时在患儿前额部敷冷水毛巾。如反复鼻出血，并有鼻腔通气受阻或有腥臭味，应到医院就诊。

3

压迫填塞止血。出血量大，且用上述方法不能止住出血时，可采用压迫填塞的方法止血。用脱脂棉卷成如鼻孔粗细的条状，将鼻孔填充。如果填充太松，则无法达到止血的目的。

✚ 注意事项 ✚

1.捏鼻止血时，要安慰患儿不要哭闹，张大嘴呼吸，头部不要过分后仰，以免血液流入喉中。

2.鼻梁骨骨折伤者须注意是否并发颅底骨折。伤口应彻底清创，缝合时尽量保存正常组织，术后积极预防感染，以减少继发之畸形及功能障碍。

3.出血期间不要吃辛辣食物，习惯性鼻出血者平时也要少吃辛辣刺激性食物。

儿童耳部外伤

耳郭暴露于头颅两侧，易遭遇外伤。常见的儿童耳郭外伤有挫伤、切割伤、咬伤、撕裂伤、冻伤和烧伤。使用利器（火柴棒、发夹和毛线针等）挖耳和外耳道压力急剧变化（炮震、高位跳水、打耳光等），以及车祸、坠落、跌倒、打击颞枕部等均有可能引起耳部外伤。

⚕ 原因及症状

1.**耳郭伤**：挫伤有皮下瘀血、血肿；撕裂伤有皮肤撕裂，软骨破碎，部分或完全切断。早期伤口出血，局部疼痛。并发感染后出现急性化脓性软骨膜表现。

2.**外耳道外伤**：皮肤肿胀、撕裂、出血，软骨或骨部骨折可致外耳道狭窄。

3.**中耳外伤**：流血、耳聋、耳鸣、耳痛，偶有眩晕。鼓膜呈不规则穿孔，穿孔边缘有血迹，有时可见听小骨损伤脱位。

4.**内耳外伤**：轻者出现耳聋、耳鸣、眩晕、恶心、呕吐、眼震及平衡障碍。严重者耳内出血，鼓膜呈蓝色，流出淡红色血液，或清亮液体，有时并发面瘫。

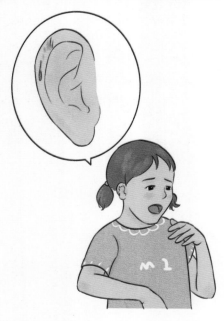

🩺 紧急处理

1

流出血液。如患儿发生耳内出血，帮助患儿呈半侧立位，将头倾向患耳一侧，使得血液流出。血流出后，用一块湿棉垫垫在患耳上，并用绷带轻轻包扎好，注意不要塞住外耳道。

2

压迫止血。如果是耳郭出血，并可见明显的伤口，可用一块干净的棉垫压住伤口 10 分钟止血。

3

包扎。止血后，用无菌敷料盖在耳郭上，并用绷带轻轻地包扎好。

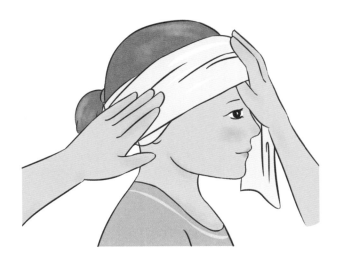

✚ 注意事项 ✚

1.耳部外伤常并发颅脑外伤、颌面外伤等，应注意观察伤者的神志、呼吸、心跳、脉搏、血压、瞳孔有无异常，及其他神经系统情况、全身情况等。

2.如果从耳内流出是稀薄的液体分泌物，则有可能是头部受伤，需要进一步检查确诊。

儿童眼部外伤

了解外界信息80%是通过眼睛传递的，所以有些人把眼睛比喻为心灵之窗。而孩子，因为他们年龄较小，脑袋里没有防范和保护自身的意识，所以在孩子的日常生活中，眼部的意外伤害也不少见，眼睛一旦受伤，如果救治处理不当便会导致感染，最后导致失明，会给孩子带来一生的遗憾。

原因及症状

1.孩子在不慎导致眼部外伤后，轻者会出现眼部疼痛、畏光、流泪，眼睑水肿，球结膜下出血。

2.重者有出血，瞳孔散大或变形，晶体脱位，视网膜水肿，视神经挫伤，伴有头痛、头晕，视物模糊或复视，甚至失明。

3.儿童常见的眼外伤有刀伤、土石块飞溅伤、棍棒打击伤、各类玩具等锐器和钝器造成的损伤，或者拿酸碱、洗涤剂等来玩，而造成的化学损伤。

紧急处理

1

先冷后热。应先询问或检查孩子眼内是否有异物，如有异物可用温水冲洗，冲洗时不要用手搓揉眼睛。对于眼睛碰伤的轻者早期可以冷敷，待48小时后改为热敷。

2

预防感染。可滴消炎眼药水1～2滴预防感染，并用干净纱布盖住伤侧眼部，静卧观察。若是有无法处理的情况或伤情较为严重的，应立即拨打120急救电话，到医院救治。

小孩口腔外伤

在儿童的成长过程中，发生口腔外伤也是最为常见的，口腔在外力的作用下极易导致口腔软、硬组织的损伤，又由于在这个部位血管丰富、神经密集，所以受伤后不但疼痛明显，而且容易发生继发性感染。猛烈的外力或突然咬到硬物，还有可能导致牙齿断折或脱落，称为"牙折"。

🩺 原因及症状

1.**口腔出血**：创伤程度较重时很容易发生复合伤，并可影响到颅脑而发生颅底骨折或颅脑损伤，且由于在正常时口腔、鼻腔等就存有大量细菌，所以也容易并发感染。严重时伤者有可能发生休克。

2.**牙折**：牙齿因外力作用发生不同程度的折断缺损，多见于儿童，以上前门牙受损最为常见。多发生在运动时相撞或突然跌倒，上、下牙齿由于外力直接打击或槽牙突然咬到沙、石等硬物而导致，按损伤与牙髓的关系可分为露髓和未露髓两大类。

3.孩子在咀嚼时一时过快导致咬伤舌头、嘴唇，都会导致口腔出血，并且出血量较大。

4.刚刚拔牙由于压迫止血不完全或缝合不完全都会有可能导致口腔出血。

🩺 紧急处理

1

排出血液。让孩子坐着，在胸前放一个较大的容器，将孩子的头垂在容器上方，便于口腔内的血和分泌物滴在容器里。如果有牙齿脱落，可将棉垫压在脱落的牙齿的牙床上，注意棉垫必须高于相邻的牙齿。

2

压迫止血。将一块棉垫盖在伤口上，用大拇指和食指捏住约10分钟，进行压迫止血。让孩子用自己的手托住下颌，同时咬住棉垫，并立即就医。

孩子手部外伤

手是人类生活和工作的重要器官，人类活动每时每刻都要使用手，尤其是在儿童时期，玩游戏、满足好奇心胡乱触摸、胡乱抓等导致手外伤，因此手的损伤是十分常见的。手部外伤通常是指手腕、手掌、手指等部位的伤害，例如碰撞、撕裂、切割、戳穿、灼伤等。

原因及症状

1.手的开放性损伤包括刺伤、切割伤、撕裂伤、挤压伤、爆炸伤和烧伤，可引起手的毁形、缺损及功能障碍或丧失。

2.手的神经损伤。其支配区的感觉丧失及主动运动丧失可分别呈垂腕、猿手或爪状手等畸形。

3.手的血管损伤可引起血液回流障碍，或缺血坏死，或呈伏克曼肌挛缩。

4.手的骨关节损伤可因其骨折脱位而引起疼痛、肿胀、各种畸形及异常活动。

紧急处理

1

消毒。先用消毒水（医用聚维酮碘、医用过氧化氢），将孩子手部伤口消毒干净。

2

止血。局部的加压包扎是手部创伤最简便而且有效的止血方法，将清洗消毒干净的伤口上覆盖无菌纱布，然后大力按压伤口约10分钟，以达到压迫止血目的。

3

包扎。止血后再用无菌敷料和使用胶布或胶带固定好伤口上的敷料，防止创口进一步被污染。若发现孩子的伤口较大或难以止血或怀疑感染的情况下，建议尽快去医院进一步处理。

儿童皮肤擦伤

儿童皮肤擦伤是指孩子肌肤的表面与粗糙的物体发生剧烈摩擦后导致表面或真皮所受的损伤。是孩子外伤中，出现的概率最高的一项，因为很多原因都能导致孩子的表皮擦伤，常见的擦伤部位有手掌、肘部、膝盖、小腿、双脚等。

🏥 原因及症状

1.擦伤后可见表皮破损，创口表面呈现苍白色，并出现许多小出血点以及组织液的溢出。

2.由于表皮含有丰富的神经末梢，损伤后往往十分疼痛，但表皮细胞的再生能力很强，如果伤口没有感染则愈合很快，并不会留下疤痕。

3.如果伤口受到感染的话，则会导致局部化脓，有分泌物流出。

🏥 紧急处理

1

清创。当遇到孩子擦伤时，应用生理盐水或凉开水冲洗伤口，将泥灰等污物洗去。而且擦伤这些小伤口最重要的就是消毒处理，使用医用聚维酮碘或医用过氧化氢在伤口上来回冲洗，使得伤口无菌干净。

2

上药。消毒、清洗干净后，在伤口上面适当地涂抹外伤、止血、止痛的药物。

3

包扎。若伤口较深或较复杂，在消毒完成后，应使用无菌纱布覆盖并固定包扎好。

儿童胸部外伤

儿童胸部外伤有可能引起严重的内脏损害，肺脏一般会首当其冲。胸部受伤后，孩子常出现呼吸困难、休克、气胸等并发症状，受伤严重者甚至会危及生命，所以发现儿童胸部外伤后，需要根据具体情况进行及时处理。处理胸部外伤的关键是密封伤口，防止空气进入胸腔。

🧰 原因及症状

1.钝性伤：由于突然减速性、挤压性、撞击性或冲击性暴力所致，多伴有肋骨或胸骨骨折，常并发其他部位损伤，心肺组织广泛钝挫伤后继发的组织水肿常导致急性呼吸窘迫综合征、心力衰竭和心律失常。

2.穿透伤：由火器、刀器或锐器致伤，损伤范围直接与伤道有关，早期诊断较容易；器官组织裂伤所致的进行性血胸是病人死亡的主要原因。

3.轻度胸外伤：轻度胸外伤是由于胸壁被擦伤、受挫等原因导致的症状，主要表现为胸壁疼痛。

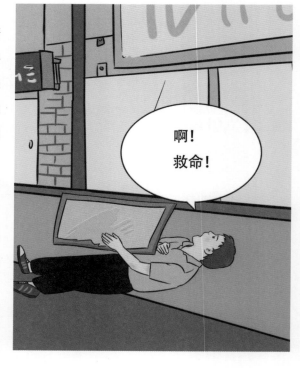

4.重度胸外伤：重度胸外伤主要临床症状为肋骨骨折，以及由此引发的血胸或气胸症状，严重的可引起呼吸困难，甚至危及生命。

🩺 紧急处理

1

覆盖固定伤口。一边用手掌盖住伤口，一边扶孩子躺下，呈半卧位，垫起上半身。支撑好患儿的背部后，用无菌纱布或干净的棉垫盖住伤口，并用胶布固定。

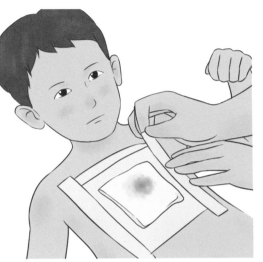

2

密封伤口。用比包扎纱布更大的保鲜膜覆盖在伤口上，固定其上、左、右三条边，使其三面密封。

3

及时送院。将伤者摆成半侧卧位（上半身依然被垫起），靠近伤侧的半边身子朝下，并在身下垫上软垫。但是发现孩子胸部受伤较为严重应立即帮助孩子止血，并拨打120急救电话。

✚ 注意事项 ✚

1.如果伤情较重，应第一时间寻求专业医护人员的帮助。

2.对神志不清的患者，应密切关注其呼吸和脉搏，如发生呼吸骤停，应本着"先救命，后治伤"的原则，立即实施心肺复苏术。

3.无论伤情是否严重，现场处理后都应及时送入医院，检查是否有其他并发症，以及是否需要进一步治疗。

小儿高空坠落伤

新闻中时而会出现孩子意外从高空坠落的消息，这些新闻让人不寒而栗。现在的居民楼低则几层，高则几十层，要是一时大意没有把孩子照顾好，随时就会导致生命危险。因此，我们务必要知道如何防止儿童坠落及孩子在高处坠落的紧急救治措施。

🧳 原因及症状

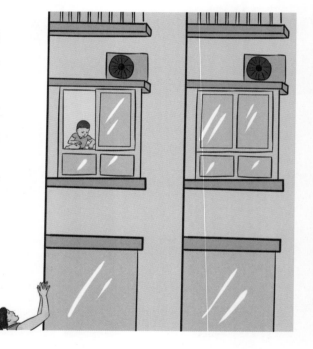

1.通常是由于家长的疏忽或者孩子贪玩、好奇从而发生意外的。

2.人从高处跌下后，由于跌下的高度、身体落地的部位及姿态不同，症状表现也各不相同。

3.轻者安然无恙或只受些皮肉之苦，重者皮开肉绽、流血不止或昏迷不醒，甚至直接危及生命安全。

4.孩子高空坠落最为常见的伤害是肾挫伤或肝脾破裂。

🧳 紧急处理

1

切忌填塞。 创伤局部妥善包扎，但对疑是颅底骨折和脑脊液漏患者切忌填塞，以免导致颅内感染。

2

保障自身安全。如果事发地点较危险，还有发生意外的可能，抢救者要在保障自身安全的前提下，立即将伤者移出危险地带。尽量平抬，避免二次伤害。

3

检查体征。检查伤者的呼吸、脉搏，如果停止，立即进行心肺复苏。

✚ 注意事项 ✚

　　1.颌面部伤者首先应保持呼吸道畅通，摘除义齿，清除移位元的组织碎片、血凝块、口腔分泌物，同时松解伤员的颈、胸部纽扣。

　　2.伤及血管、动脉干及骨骼的患者。直接在伤口上放置厚敷料，绷带加压包扎以不出血和不影响肢体血液循环为宜。

　　3.抢救者立即拨打 "120" 急救电话，告知救援人员伤者的伤情和事发地点。

孩子腹部外伤

腹部外伤，无论是开放性还是不开放性腹部外伤都能引起出血、内脏损伤、休克或感染，甚至死亡。因此，加强现场对腹部伤的急救和安全快速运送伤员到达手术地，对提高腹部伤的治愈率、降低死亡率有重要意义。

原因及症状

1.通常腹部外伤由于撞击、压、砸、锐器刺伤、吞食金属类异物、高处坠落、剧烈爆炸引起的气浪及水浪的冲击、化学性损伤（如腐蚀性的强酸、强碱或毒物等的损伤）等。

2.孩子有时腹部无破口，也会有腹部内脏的破裂出血，如胃、胰、肝、脾、肠，以及肾、膀胱等，医学上叫内出血。

3.腹部轻微损伤时，表现为腹痛、腹壁紧张、压痛或有肿胀、血肿和出血。继而会出现面色苍白，脉快、弱，血压下降，甚至出现休克。

紧急处理

1

保护伤口或内脏。先让伤者平躺在地上，用软靠垫、枕头、背包、卷起的外套等垫高伤者的腘窝，使其双膝自然弯曲。然后用一大块无菌敷料盖住伤口，如果伤者咳嗽或呕吐，就压住伤口片刻。如果肠子等内脏外露，先用无菌保鲜膜盖上，再放敷料。

2

拨打急救电话。用胶布轻轻地固定住敷料，观察有无休克体征，并及时拨打"120"急救电话。

3

心肺复苏。如果在等待医生到来期间，伤者意识丧失、呼吸停止，应立即进行心肺复苏术。

儿童头部撞击昏迷

儿童在日常生活中，如稍有不慎，很有可能会出现头部受到强烈撞击发生昏迷，而此时正确的急救措施是拯救受伤儿童生命的重要保证。

🧰 原因及症状

1.头部撞击昏迷是脑部受到剧烈撞击而造成的，如在玩耍中不小心撞到头。

2.主要症状为颌面部和头颅外皮有割伤、瘀血及红肿；神志不清，或昏昏欲睡，或处于昏迷状态；对事故发生前的事情失去记忆；耳、鼻、口腔有出血或分泌物；脉搏减弱、呼吸短浅。

🧰 紧急处理

1

给予安慰。对于意识清醒的受伤儿童，可以用"没关系""不要紧"的语言给予安慰。但不能摇晃和吵闹，要保持安静。

2

止血。伤口有出血时，用消毒纱布或干净的布块压迫止血。鼻和耳朵出血，不要用填塞东西的方法来止血，擦掉血液即可。

3

使身体保持温暖。先仰卧，使下颌向上扬起，让气管扩张、气道通畅；再将脸偏向一侧，除去呕吐物，以免阻塞喉咙。出血较多时，身体会特别冷，所以要加盖毛毯、被子等物品，使身体保持暖和。

✚ 注意事项 ✚

在儿童昏迷的过程中要尽量避免移动身体，使其就地平躺。尤其不要随便移动头部和颈部，若必须移动时，一定要几个人同时抬起患儿，轻抬轻放，千万小心。

儿童颈部撞伤

在儿童时期，孩子的活动量比较大，有的家长为了让孩子身心健康发展，会在周末的休息时间，带孩子去参加户外活动或学校里的体育活动，但是如果准备不足、技术不熟练，就很容易滑倒或从高处跌落，颈部会受到强烈的撞击，那是非常危险的。因为如果颈部神经受损，轻则瘫痪，重则危及生命。

原因及症状

1.玩耍时滑倒或从高处跌落下来，都有可能使孩子的颈部受到强烈的撞击。

2.因为颈椎中有脊髓通过，如果孩子的颈部神经受损，就会造成瘫痪，重者危及生命。有些颈部撞伤的孩子表面上虽没有什么症状，但有时经过一段时间后情况会恶化，所以家长要注意观察。

紧急处理

1

让患儿平躺。因为平躺可使背部伸直，请勿移动头部和颈部，且勿让患儿坐着。可用湿冷的毛巾或冰块敷在撞击处。如有伤口，可用过氧化氢消毒；如有出血，就用干净的布块加压止血。

2

固定颈部。将毛巾或衣物等卷成圆筒状放在颈部的周围，以防止颈部移动。并且密切观察患儿的状况，准备及时去医院诊治。

✚ 注意事项 ✚

1.患儿受伤但是意识清醒时，我们不能摇晃他，表现出很焦急的神态。

2.患儿当时出现的头皮血肿通常无须特殊处理。

3.有部分头面部受伤的患儿，表面没有明显症状，但我们也不能忽视观察，因为有部分症状会经过一段时间后表现出来或恶化，所以要让患儿安静休息起码1天，以便观察。

小孩肌肉拉伤

肌肉拉伤，是孩子在运动中肌肉急剧收缩或过度牵拉引起的损伤，在长跑、引体向上和仰卧起坐练习时容易发生，是最常见的运动损伤之一。肌肉拉伤轻者仅少许肌肉纤维扯破或肌膜分裂，重者可能导致肌肉被撕裂，甚至断裂。

🩺 原因及症状

1.准备活动不充分，某部位肌肉的生理功能尚未达到适应运动所需的状态就参加剧烈活动；训练太少，肌肉的弹性和力量较差；疲劳或过度负荷，使肌肉的功能下降，力量减弱，协调性降低；错误的技术动作或运动时注意力不集中，动作过猛或粗暴；气温过低、湿度太大，场地或器械的质量不良等都可以引起肌肉拉伤。

2.其症状为局部疼痛、压痛，肿胀、肌肉紧张、发硬、痉挛，功能障碍。肌肉收缩抗阻力试验阳性，即疼痛加剧或有断裂的凹陷出现。有些伤员伤时有撕裂样感，肿胀明显及皮下瘀血严重，触摸局部有凹陷或见一端异常隆起者，可能为肌肉断裂。

🩺 紧急处理

1

稳定受伤部位。如果怀疑肌肉拉伤，可以用弹力绷带或使用护膝固定患处，保持静卧，让患儿以最舒适的姿势休息，稳定受伤部位。

2

冷敷。在绷带上放置冰袋或湿毛巾，进行冷敷。并且把受伤部位抬高至心脏水平位置，可减少肿胀和瘀伤。

3

轻柔包扎。用较厚的软垫包裹受伤部位，并轻柔地用有弹性的绷带包扎伤处。

儿童抽筋

抽筋是指肌肉突然不由自主地收缩痉挛，可引起疼痛，通常是由于运动前热身不足、剧烈运动和肢体保持同一姿势过久所致。此外，大量出汗、腹泻或呕吐引起水分及电解质大量流失导致脱水或缺钙、受凉、局部神经血管受压也会引起抽筋。

⊞ 原因及症状

1.**疲劳**：身体疲劳时，肌肉的正常生理功能会改变，此时肌肉会有大量的乳酸堆积，而乳酸会不断地刺激肌肉痉挛。

2.**电解质不平衡**：运动中大量出汗，特别在炎热的气候下，会有大量的电解质流失。汗的主要成分是水和盐，而盐和肌肉收缩有关，流失过多的盐会使肌肉兴奋而造成抽筋。

3.**寒冷的刺激**：在寒冷的气候中，例如游泳时受到冷水的刺激，特别是热身运动没有准备充分，肌肉容易产生痉挛，主要是由肌肉因寒冷而提高兴奋性所致。

4.当发生抽筋时，会出现肌肉坚硬，疼痛难耐，往往无法立刻缓解，处理不当更会造成肌肉的损伤。

⊞ 紧急处理

1

手臂抽筋。伸直抽筋的手臂，将手腕向手背方向伸展，用健侧手慢慢扳直手指，然后按摩手臂抽筋部位的肌肉。若是手指抽筋可将手握成拳头，然后用力张开，再迅速握拳，如此反复进行，并用力向手背侧摆动手掌。

2

大腿抽筋。如果是大腿前侧的肌肉抽筋，可将腿屈膝向后上方弯曲，同时用同侧手握住脚背，将脚尽量拉向臀部。如果是大腿后面的肌肉抽筋，可以请他人协助，向前抬高抽筋的腿，使膝部伸直，同时按摩抽筋处的肌肉。

3

小腿抽筋。将抽筋的腿伸直，救助者抓住其脚尖，慢慢地朝膝盖方向向上推，并轻轻按摩抽筋处的肌肉。若是脚趾抽筋可将抽筋腿的脚后跟向上抬起，可以脚尖站立，使肌肉放松。或由他人协助，将抽筋腿的脚趾向上推，待肌肉放松后，按摩脚掌。

+ **注意事项** +

1.不可因为疼痛而自行揉搓伤处，以免加重伤势。

2.实行急救方法之后，应尽早接受正式的治疗，以免延误病情，导致病程加长或者治愈后留下后遗症。

3.抽筋时要小心地舒展、拉长抽筋部位的肌肉，使肌肉充分放松，用推或揉的方法按摩抽筋部位的肌肉，然后可用毛巾热敷在抽筋部位。

孩子肘关节脱位

关节脱位就是俗称的"脱臼"，是指构成关节的上下两个骨端失去了正常的位置，发生了错位，多因暴力作用所致，而肘关节的脱位在儿童时期里也是极为常见的，若处理不当，可导致永久性或惯性脱位。此外，关节脱位的同时还有可能发生骨折。

🩺 原因及症状

1.由传达暴力和杠杆作用造成。跌倒时用手撑地，关节在半伸直位，作用力沿尺、桡骨长轴向上传导，由尺、桡骨上端向近侧冲击，并向上后方移位。当传达暴力使肘关节过度后伸时，尺骨鹰嘴冲击肱骨下端的鹰嘴窝，产生一种有力的杠杆作用，使止于喙突上的肱前肌和肘关节囊前壁不幸撕裂。

2.症状表现为肘部明显畸形，肘窝部饱满，前臂外观变短，尺骨鹰嘴后突，肘后部空虚和凹陷。关节弹性固定于120°～140°，只有微小的被动活动度。肘后骨性标志关系改变，在正常情况下肘伸直位时，尺骨鹰嘴和肱骨内、外上髁三点呈一直线，屈肘时则呈一等腰三角形。脱位时上述三角关系被破坏，肱骨上髁骨折时三角关系依然保持正常，这是鉴别肘关节脱位与肱骨上髁骨折的要点。

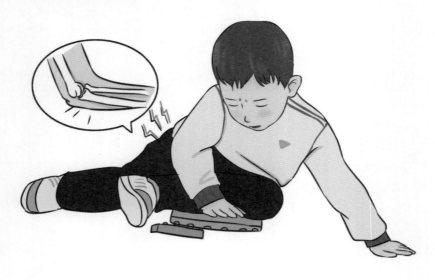

🧰 紧急处理

1

固定就医。可用健侧手臂解开衣扣，将衣襟从下向上兜住伤肢前臂，系在领口上，使伤肢肘关节呈半屈曲位固定在前胸部，再前往医院治疗。并且自己不要勉强做复位。调整一下姿势比较痛感，选择痛感较轻的姿势，并用三角巾和夹板固定。然后迅速去医院处理。

2

慎防血管神经。若救助人员不能判断关节脱位是否合并骨折时，不要轻易实施肘关节脱位手法复位，以防损伤血管和神经，可用三角巾将伤员伤肢呈半屈曲位悬吊固定在前胸部，送往医院即可。复位后将肘关节屈曲90°，用三角巾悬吊于胸前或用长石膏托固定。

✚ 注意事项 ✚

1.复位后，用石膏或夹板将肘固定于屈曲90°位，3～4周后去除固定，逐渐练习关节自动活动。要防止被动牵拉，以免引起骨化肌炎。

2.痊愈后，不要马上恢复运动，防止复发。

3.病愈后恢复训练时，要依据身体的感觉逐步增加运动量。

孩子肩关节脱位

孩子肩关节脱位最常见，约占全身关节脱位的50%，这与肩关节的解剖和生理特点有关，如肱骨头大，关节盂浅而小，关节囊松弛等。并且这个时期的儿童还不能完全了解安全意识与防范的重要性，所以在玩耍时的推拉很有能就会引起关节脱臼。

🩺 原因及症状

1.肩关节脱位按肱骨头的位置分为前脱位和后脱位。肩关节前脱位者很多见，常因间接暴力所致，如跌倒时上肢外展外旋，手掌或肘部着地，外力沿肱骨纵轴向上冲击，肱骨头自肩胛下肌和大圆肌之间薄弱部撕脱关节囊，向前下脱出，形成前脱位。后脱位很少见，多由肩关节受到由前向后的暴力作用或在肩关节内收内旋位跌倒时手部着地引起。

2.其症状主要表现为：肩部疼痛、肿胀和功能障碍，伤肢呈弹性固定于轻度外展内旋位，肘屈曲，用健侧手托住患侧前臂。外观呈"方肩"畸形，肩峰明显突出，肩峰下空虚。

🩺 紧急处理

1

建议就医。尽快进行复位，主要是以手法复位为主，一般的手法复位有2种，一种是手牵足蹬法，另外一种就是牵引回旋法。但是因复位需要一定的医学知识和经验的积累，所以建议尽快到附近医疗机构就医。

2

固定患处。复位后，毛巾折叠为三角形并托起前臂将上臂固定在胸臂上3周。当复位无法达到理想的效果时，应迅速送往医院治疗。

从楼梯摔下导致儿童手臂骨折

儿童骨折，是比较严重的问题，由于孩子的骨骼发育并没有完成。当和孩子们嬉戏的时候，因不注意日常的小动作，导致意外发生就会出现手臂骨折的情况。此时我们要采取一定的措施，不然会导致严重的错位，下面我们就了解一下小孩手臂骨折应该要怎么处理。

原因及症状

1.疼痛和压痛：伤处剧烈疼痛，活动时疼痛加剧，有明显的压痛感。

2.肿胀：由于出血和骨折端的错位、重叠，会有外表局部肿胀的现象。

3.畸形：骨折时伤肢会发生畸形，呈现缩短、弯曲或转向。

4.功能障碍：骨折后原有的运动功能受到影响或完全丧失，活动幅度受到限制。

紧急处理

1

就地取材。取木板、杂志、厚纸板等不容易被折断的物品作为夹板，固定手臂骨折处。

2

固定患处及前后关节。用绷带或毛巾（也可以用其他可以包扎的代替物）扎紧，固定骨折处前后两个以上的关节，以防伤势加重。

3

固定和支撑手臂。如果患者的肘关节还可以弯曲，应将受伤的手臂用绷带或枕巾悬在身体前面，将手臂放置于绷带的中央，抬平置于胸前，然后将绷带的两端拉至颈后打结，再将另一绷带从背后绕到前面，在胸前打结，用于固定和支撑骨折的手臂。

✦ **注意事项** ✦

1.发现患儿手臂骨折后应先用消毒纱布或干净的布将患处保护好。

2.可以在腋间夹入海绵或棉布等较为柔软的物品，以减轻疼痛。

3.将手臂固定好后，建议及时送往医院进行治疗。

小孩跌倒时，小腿骨折

小腿骨折是指由于外伤或病理等原因致使小腿骨质部分断裂或完全断裂。骨折后很有可能造成行动不便，严重者可能引起永久性损伤。也是最容易发生的骨折之一，常见于运动损伤、车祸、高空坠落、压砸、打击、冲撞、滑倒等意外，正确的处理有助于后期的恢复。

🩺 原因及症状

1.一般会感到疼痛，出现瘀伤、肿胀，脱位会引起外侧隆起，严重者可能会露出断骨。

2.小腿骨折可能出现腿部畸形，骨折线常为斜型或螺旋型，胫骨与腓骨多不在同一平面骨折，此外软组织损伤常较严重。

3.小腿骨折多由直接暴力或间接暴力传导造成，有局限性疼痛和压痛，局部肿胀和出现瘀斑，肢体功能部位或完全丧失，完全性骨质尚可出现肢体畸形及活动异常。

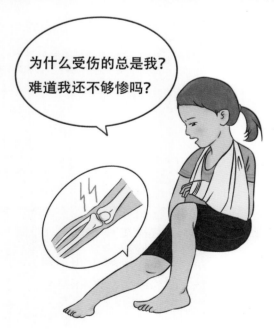

为什么受伤的总是我？
难道我还不够惨吗？

🩹 紧急处理

1

定点固定。用 5 根绷带或三角巾依次固定骨折处两端、膝关节、踝关节、大腿。

2

两腿之间加衬垫。在两膝与两踝之间加衬垫或者将一个卷好的薄毯竖向夹于两腿之间。

3

固定打结在健侧。再用三条叠成条带状的三角巾依次固定大腿中部、骨折部位的近（上）端与远（下）端，均在健侧打结。

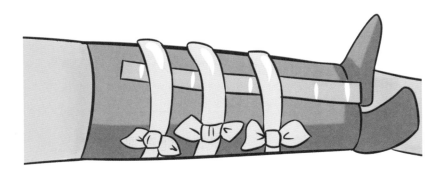

✚ 注意事项 ✚

　　1.患儿小腿骨折时可将受伤部位包扎后，将夹板放置在伤肢外侧，如果有两块夹板则内外各放置一块，并在关节和骨突处加上衬垫。

　　2.应取一条三角巾，折叠成宽条带，用"8"字形固定两侧踝关节与足部。

　　3.若是发现病情较为严重或家长不能自己处理的情况，应立即呼叫"120"。

利器扎入孩子身体

孩子身体里被扎入利器，在日常生活中也时常出现，此时我们首先不能惊慌，不要让伤员活动，更不要拔出利器，以免引起大出血，而应尽量采取固定措施，使异物相对稳定，避免继续深入，防止损伤加重。

🩺 原因及症状

1.利器扎入身体，伤口一般会立即出血，如果血液喷涌而出，说明扎入的部位有大血管，情况较危急。

2.利器如果扎入较深，还会造成体内脏器的损伤。如利器扎入胸背部，易伤及心脏、肺、大血管；利器扎入腹部，易伤及肝、脾等器官；利器扎入头部，易伤及脑部组织。

3.通常是由于行为上的不小心或意外导致利器扎入身体。

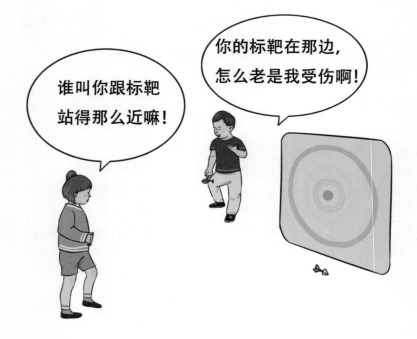

✚ 紧急处理

1

固定异物。如果家里有绷带，可在异物两侧各放置一卷绷带。如果没有绷带，可将毛巾折叠成合适的大小代替绷带。

2

加压包扎。用绷带做"8"字加压包扎，也可将三角巾折叠成条带状，在中间剪一大小适当的豁口，从上往下套住异物，再做加压包扎。

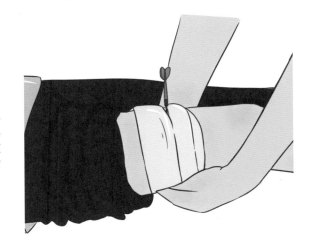

3

压迫止血。如不小心已将异物拔出，应立即压迫出血部位进行止血，然后加压包扎，如出血严重可结扎止血带或**立即拨打"120"急救电话**。

✚ **注意事项** ✚

1.异物处理完毕之后，可能还需要注射破伤风疫苗，应听从医生的诊治。

2.固定好利器之后，抓紧时间将伤员送往医院，千万不要耽搁。

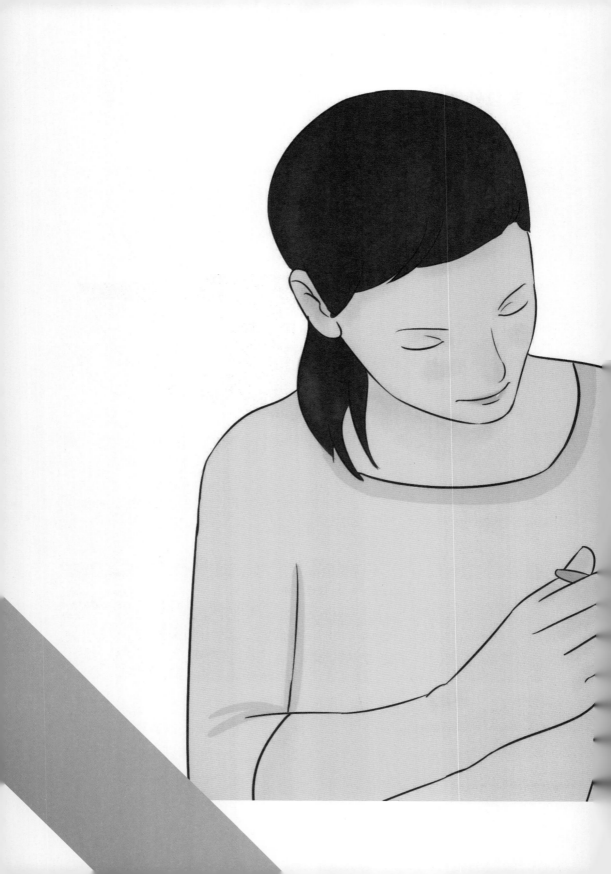

Part 5
儿童常见病症的紧急处理

对于家长而言，最害怕孩子受到意外伤害，但是根据统计发现，我国儿童的意外伤害率竟然高于美国2.5倍，高于韩国1.5倍，从而导致我国每年约有5万孩子死于意外。面对如此之高的事发率，却只有40%的父母意识到意外伤害的危险性;虽然家长都希望将危难置之度外，但是一旦孩子不幸遭遇危难时，家长及周围的成人不应束手无策。每位称职的家长及儿童看护者都应学会家庭快速解除儿童遭遇意外的有效方法。

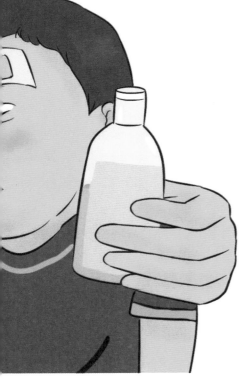

小儿肺炎

小儿肺炎是婴幼儿时期的常见病，通常发生在5岁以下儿童，尤以6个月内婴儿的肺炎死亡率最高，以冬末春初为高峰期。根据中国5岁以下死亡原因的流行病学调查发现，肺炎是首要死亡原因，约占全部死亡种类的30%，因此，早期识别肺炎的症状和知道如何处理就显得尤为重要。

⊞ 原因及症状

1.小儿喜欢吃甜、咸、油炸等食物，导致宿食积滞而生内热，痰热壅盛，偶遇风寒使肺气不宣等导致肺炎。

2.其症状主要有发热、咳嗽、气急，有时有鼻翼扇动、口唇青紫等现象。严重的肺炎可因呼吸困难而造成严重缺氧，出现心跳加快、面色苍白或青紫、烦躁不安、嗜睡等症状。

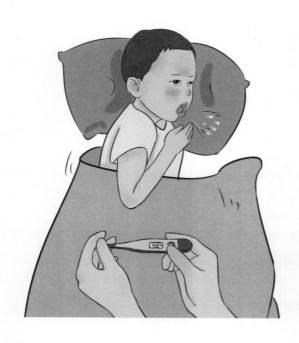

🔧 紧急处理

1

吸氧。有喘憋、呼吸困难、发绀的患儿，尽早给予吸氧。当患儿出现重症表现，应尽快送医院治疗。在途中将患者置于半卧位或头侧位，并保持安静和呼吸畅通。

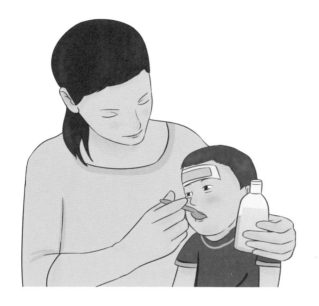

2

口服退热药。有发热迹象患儿应给予退热药。咳嗽、发热3～5天没有好转者，应送医院治疗。

✚ 注意事项 ✚

1.要给孩子必需和足够的营养，一定要争取母乳喂养并坚持4个月，以后合理地添加辅食。

2.平时孩子要多去户外活动，多晒太阳，室内空气要新鲜、流通。传染病流行的季节不带孩子到公共场所去游玩，不要让孩子接触已感染的儿童和成人，天气变化时要为孩子适时增减衣服。

3.要积极预防佝偻病、贫血、营养不良、微量元素缺乏等病症。因为这些病例与肺炎的发生发展有密切关系。

4.当出现高热抽搐、口吐咖啡色物体以及有腹胀的症状时，则表示病情非常严重，应送往医院救治。

小儿呃逆

小儿呃逆俗称"小儿打嗝"，医学上称为"膈肌痉挛"，是较常见的一种病症。多种原因可导致小儿呃逆的发生。小儿食用过冷、过热的食物或突然受凉、吸入冷空气、过度紧张兴奋等，均会发生呃逆现象。但是这种呃逆无迁延性，可自愈，无须特别治疗。

原因及症状

1.小儿呃逆的发生有多种原因。如在进食过程中食用过冷或过热的食物，或过度紧张兴奋，或突然受凉，或吸入冷空气，都会发生呃逆现象。

2.小儿呃逆也可由多种疾病引起，如脑炎、中暑、肺部或胸膜或膈肌病变、病后体虚、劳累过度、药物过敏等因素都可引起呃逆。

3.打嗝的症状是由膈肌突然强力收缩，同时伴随不自主地关闭声门而发出"嗝"的典型声音。一般情况下，数分钟即可平息。

紧急处理

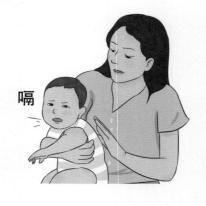

嗝

1

屏住呼吸。让患儿坐直，屏住呼吸，时间尽可能长一些，反复憋气，直到呃逆停止。

2

反复呼吸。用一个纸袋罩在患儿脸上，让患儿反复呼吸，再让他吸进、呼出约一分钟，或直到呃逆停止。

3

按摩。将竹筷细的一端包上棉花，放入患儿的口中，按压硬腭和软腭交界处稍后面正中线处，一般按摩一分钟左右就能有效地控制呃逆。

急性喉炎

小儿急性喉炎是急性喉炎中较为多见的，它的早期症状和感冒很相似，所以孩子如果出现咳嗽发热，家长们千万不能大意。冬春季节是该病的高发期，婴幼儿较为多见。由于小儿喉腔小，喉内黏膜松弛，肿胀时很容易导致声门阻塞，如果气管和喉部分泌物很难排出，就很容易引起严重喉梗阻。

🩺 原因及症状

1.小儿急性喉炎一般起病急，进展快，主要表现为犬吠样咳嗽、喉鸣、声嘶、吸气性呼吸困难等。

2.早期症状通常以喉痉挛为主，声嘶多不算很严重，表现为阵发性犬吠样咳嗽以及呼吸困难，病情严重者会有鼻翼扇动、出冷汗、烦躁不安、面色发绀、脉搏加快等症状。

3.该病白天症状较轻，但夜间会加重。

🩺 紧急处理

1

休息。卧床休息，给予流质食物。

2

漱口。可用复方硼砂溶液、呋喃西林等含漱剂反复漱口。

✚ 注意事项 ✚

1.咽部有渗液时可用多贝尔氏液含漱，每4小时1次。

2.用胖大海2枚，金银花1.5克，玄参3克，生甘草2克，每日1包，代茶饮用。

3.若是病情发展严重，应迅速到医院就医。

小儿腹泻

腹泻，又称"拉肚子"，中医称之为"泄泻"，是指每天的排便次数增加，粪便稀薄，甚至如水样大便，通常是由于肠道疾病导致。可分急、慢性两种。而小儿腹泻是一组由多病原、多因素引起的以大便次数增多和大便性状改变为特点的儿科常见病。四季均易发生，一般夏季发病率较高。

🏥 原因及症状

1.小儿非感染性腹泻主要是由于喂养不当，如进食过多、过少、过热、过凉，突然改变食物品种等引起，也可由于食物过敏、气候变化、肠道内某些营养缺乏引起。感染性腹泻可由病毒（以轮状病毒为最多）、细菌、真菌、寄生虫感染肠道后引起。

2.此病可缓可急，轻症仅有胃肠道症状、食欲不振，偶有呕吐、大便次数增多及性状改变；重者大便次数要达一天十余次，甚至几十次。大便可呈水样、糊状、黏液状，有的可解脓血便，同时可出现较明显的脱水、电解质紊乱和全身中毒症状。

🏥 紧急处理

1

注意观察症状。腹泻的患儿，一旦出现脱水症状，如精神萎靡、反应迟钝、尿少而浓、哭而无泪和眼窝凹陷等症状，一定要尽快去医院输液补充水分，否则后果严重。

2

卧床休息。若是孩子患了腹泻，通常精神状态会较差，此时建议卧床休息，等病情有所好转才可适当地晒晒太阳，散散心。

高热惊厥

小儿高热惊厥是儿科中较为多见的一种急症，通常没有生命危险，也不会影响孩子的智力。通常在孩子高热（高于39度以上）后会发生一次突然的高热惊厥，表现为四肢抽动、双眼上翻、意识丧失、牙关紧闭。通常多见于6个月~5岁的小儿。其持续时间比较短，2~3分钟，惊厥停止后，孩子也随之清醒。

原因及症状

1.外感邪毒或内伤七情等，造成脏腑阴阳气血失调所致。

2.小儿发育不完善，大脑的兴奋抑制调节作用不稳定，高热常使孩子过度兴奋，常表现有哭闹，烦躁不安，由兴奋突然转为抑制，即发生惊厥。

3.体温上升期，表现为疲乏，有不适感，肌肉酸痛，皮肤苍白、干燥、无汗，畏寒或寒战等症状；高热持续期，此时体温已达高峰，皮肤潮红而灼热，呼吸加快、加强，可能有汗出，此症状持续数小时、数天或数周。

紧急处理

1

注意窒息。当小儿发生高热惊厥时家长不能慌慌张张地立刻把孩子抱起来，而应该将孩子置于卧位，以免孩子发生呕吐时导致窒息。

2

保持呼吸通畅。迅速将孩子身上的衣物解开，以使孩子呼吸顺畅以及有利于散热。

3

肛塞退热药。此时不能喂服退热药，可将退热栓塞入孩子的肛门内，并且同时将湿毛巾（常温的凉水或温开水）擦拭孩子头颈部、腋窝、腘窝、腹股沟和四肢（注意不擦前后心脏部位）以协助降温。

急性上呼吸道感染

急性上呼吸道感染，俗称感冒，是指由病毒或细菌等病原体感染所致的以侵犯鼻、咽部为主的急性炎症。该病四季均可发生，但春、冬两季尤为明显。病情严重的患儿还会继发细菌感染，从而导致中耳炎、肺炎、气管炎等。所以，如果孩子感冒后症状加剧，气急明显、高热不退或反复高热，就要警惕了。

🩺 原因及症状

1.病原体绝大多数为各种呼吸道病毒。常见的有流感病毒、副流感病毒、呼吸道合胞病毒、腺病毒等。此外，鼻病毒、肠道病毒（柯萨奇、埃可病毒）亦可引起。

2.上呼吸道感染少数可由细菌及支原体引起。

3.本病以鼻部和咽部黏膜炎症为主，亦常侵及口腔、鼻窦、中耳、喉、眼部、颈淋巴结等邻近器官，如炎症向下蔓延则可引起气管炎、支气管炎或肺炎。

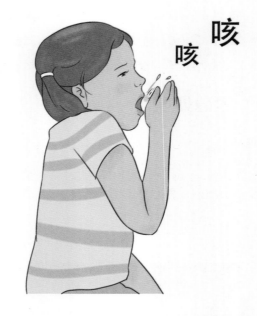

咳 咳

4.其症状表现有烦躁不安、鼻塞、流涕、轻咳、食欲不振、呕吐、腹泻等。

5.起病1~2天由于突发高热可引起惊厥，但很少连续多次，退热后，惊厥及其他神经症状消失。

⬛ 紧急处理

1

多休息、多喝水。卧床休息，让患儿多喝水。

2

降温。高热可给予物理降温，如头部冷敷、以浓度为35%的酒精擦浴或温水擦浴。

3

滴鼻。可在进食前或睡前用浓度为0.5%的麻黄素滴鼻。

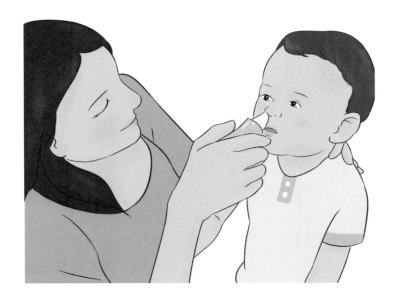

✚ 注意事项 ✚

1.情况严重的患者，应及时送往医院，按医生指示进行治疗。

2.密切观察患儿的病情变化，由于上感是许多疾病的前驱症状，如有反复呕吐、腹泻、面色青灰、烦躁、嗜睡等症状时，应立刻就医。

3.平时要加强孩子的耐寒锻炼，增强孩子自身的抵抗力。

腹痛

腹痛是指患者自觉腹部突发性疼痛，常由腹腔内或腹腔外器官疾病所引起，前者称为内脏性腹痛，常为阵发性并伴有恶心、呕吐及出汗等一系列相关症状，腹痛多由内脏神经传导；而后者腹痛是由躯体神经传导，故称躯体性腹痛，常为持续性，多不伴有恶心、呕吐症状。

✚ 原因及症状

1.急性胃炎、急性肠炎、急性胰腺炎、胆囊炎、腹膜炎等炎症是引起腹痛的重要因素。

2.穿孔。最常由胃部、肠穿孔所引起，腹痛一般位于炎症所在部位，可有牵涉痛，呈持续性锐痛。腹痛常因加压、改变体位、咳嗽或打喷嚏而加剧。

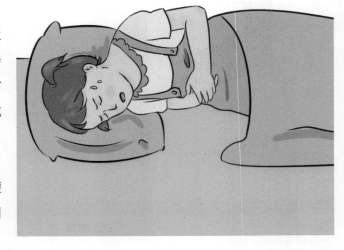

3.其他因素。肠梗阻、胆管蛔虫病、泌尿道结石梗阻、胆石绞痛发作等也可引起急性腹痛。

4.腹痛的主要表现有腹部起病突然或爆发性发作，一般为胆管、泌尿系统结石或动脉瘤破裂；突发剧烈刀割样疼痛，见于胃部、十二指肠穿孔及异位妊娠破裂。

🩺 紧急处理

1

卧床休息。取俯卧位可使腹痛缓解，双手适当压迫腹部也可使腹痛缓解。

2

仰卧。如果患者俯卧不适，可以平卧，蜷起双腿，屈膝、放松腹部，如腹部僵硬、压痛明显，则用手指压住疼痛部位，然后猛然抬手。

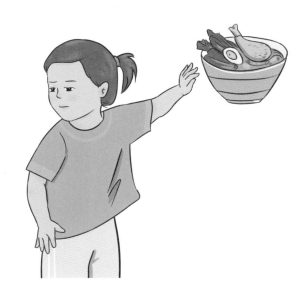

3

拒食。不要让患者进食任何食物，症状缓解后可进流食或半流食。

✛ 注意事项 ✛

　　1.症状不缓解立即去医院诊治，忌用止痛药，以免掩盖重要的症状甚至加重病情。

　　2.对于孩子突然发作的腹痛，家长们不必惊慌、烦躁，更不要去揉孩子的腹部。

　　3.平时尽量不让孩子吃南瓜、土豆或太甜的食品。因为这类食物摄入过多很容易引起腹痛。

癫痫

癫痫大发作是指脑细胞反复异常放电，导致暂时性中枢神经系统功能紊乱，而出现意识丧失、全身抽搐的症状。癫痫大发作时的突然意识丧失可能造成意外伤害，持续 30 分钟以上的发作可危及生命。

🏥 原因及症状

1.继发性癫痫由中枢神经系统感染、脑寄生虫、颅内肿瘤、颅脑外伤、脑血管病、中毒等引起。

2.由于劳累、饮酒、兴奋、发热等状况也容易引发癫痫。

3.高原地区相对缺氧也会引发癫痫。

4.其症状主要表现为：小发作时会有短暂的意识丧失，几秒至几十秒后恢复正常，患者对发作过程无记忆；大发作时，意识丧失伴有全身抽搐。整个发作过程 5～15分，醒后对发作过程不能回忆。

🏥 紧急处理

1

镇静。抢救者首先不要惊慌失措，应尽量抱住病人，慢慢放倒在地，将其头侧向一边，解开颈部的衣扣。

2

不要按住病人。因为病人抽搐的力量很大，强行按住有可能导致病人肌肉拉伤甚至骨折。

3

注意窒息。不要试图掰开病人的嘴，不要往牙齿之间塞入任何东西，因为窒息比舌咬伤后果更严重，而且舌咬伤的情况并不多见。

沙眼

沙眼是一种特殊类型的结膜角膜炎。本病特点为乳头增生及滤泡形成、角膜发生血管翳，晚期常有瘢痕形成。沙眼是一种社会性疾病，其发病与个人卫生、环境卫生和生活条件有密切关系，多见于小儿，男女老幼皆可患病，痊愈后仍可再感染。

🩺 原因及症状

1.沙眼由于接触感染原所引起，其致病菌为沙眼衣原体。

2.沙眼的症状为：轻者可无任何不适，重者常有摩擦感、畏光、流泪及少量分泌物。角膜上有血管翳时，刺激症状更为显著，并影响视力。

🩺 紧急处理

1

注意个人卫生。 改善个人及环境卫生，毛巾专用，防止接触感染。

2

及早发现病情。 发现患急性结膜炎而经久不愈，应想到是否患了沙眼，发现沙眼后应及早治疗。

3

消毒。 患者用过的毛巾、脸盆、枕头及被套等用品要经常晾晒或煮沸消毒（沙眼衣原体在热水中1分钟可死亡，在干燥环境中1小时可死亡）。此切不可擅自停药。

✚ 注意事项 ✚

1.沙眼的治愈只有经过医生检查后方可认定，自觉症状消失并不等于治愈。

2.要教导孩子平时养成良好的卫生习惯，保持面部清洁，不用手揉眼睛。

3.孩子的毛巾、手帕要勤洗、多拿到太阳底下暴晒。

睑腺炎

睑腺炎，是指睑板腺或睫毛毛囊周围的皮脂腺受到葡萄球菌感染所引起的急性化脓性炎症，是眼睑腺体的一种急性化脓性炎症，又称麦粒肿。睑腺炎患者多以少儿、青少年为主，体质虚弱或有近视及不良卫生习惯者容易患此病。

✚ 原因及症状

1.睑腺炎是由化脓性细菌侵犯眼睑腺体而引起。身体抵抗力降低、营养不良、屈光不正时也容易发生。

2.外睑腺炎俗称"偷针眼"。初期时痒痛感渐渐加剧，眼睑局部出现水肿、充血现象，有胀痛感和压痛感，在近睑缘处可以触到硬结，触痛明显，以后逐渐加重，形成脓肿，并且在睫毛根部附近出现黄色脓头，破溃排脓后疼痛迅速消退。

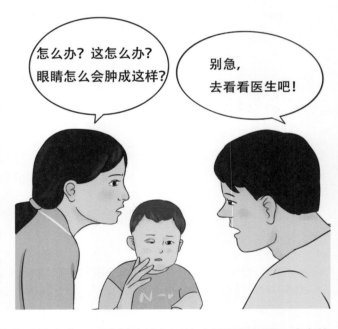

3.内睑腺炎为睑板腺急性化脓性炎症。因睑板腺被牢固的睑板组织包围，病变较深，疼痛加剧，但发展缓慢。所以眼睑红肿不是很明显。腺体化脓后在充血的睑结膜面可隐见灰黄色的脓包。多突破睑板和结膜的屏障，而流入结膜囊，也有的从睑板腺开口处排出，个别的可穿破皮肤。如果睑板未能突破，致病菌毒性又剧烈，则在脓液未向外穿破前，炎症已扩散，侵犯整个睑板而形成眼睑脓肿。

⊞ 紧急处理

1

涂抹眼膏。 睑腺炎早期治疗可在眼结膜囊滴抗菌眼药水局部湿热敷，以促进血液以及淋巴循环，有助于炎症消散。局部也可以点眼药。临睡前可涂眼膏。

2

抗生素治疗。 凡是局部反应剧烈，耳前淋巴结肿大或发热者，全身应注入大量抗生素进行治疗。

3

不能挤破硬结。 不要用手去挤硬结，否则一旦破溃，脓就会扩散，导致眼睑蜂窝织炎，甚至造成败血症或脓毒血栓而引起生命危险。

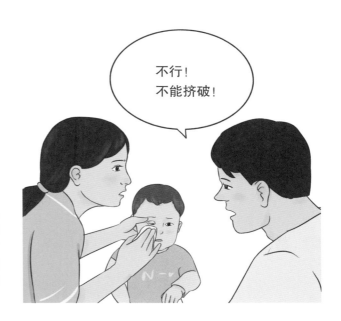

✤ 注意事项 ✤

    1.当孩子的眼皮下或结膜下出现脓点时，就要去医院接受手术治疗。

    2.在孩子患病期间不可使用热水袋代替湿热敷，因热水袋渗透浅，作用弱，仅引起表层的组织充血。

    3.孩子病愈后要继续用药一周左右的时间，避免复发。

急性角膜炎

急性角膜炎是一种角膜急性炎症，是由于外伤或者是异物进入严重引起的角膜炎症，另外一些传染病和寄生虫疾病也会引起角膜炎的发作，由于角膜炎有一定的传染性，所以如果发现了角膜炎的症状，要及时去医院进行正规治疗。

⚕ 原因及症状

1.本病由细菌或病毒感染所致，如肺炎球菌、链球菌、葡萄球菌为最常见；淋菌、绿脓杆菌、白喉杆菌较少见；单纯疱疹病毒、真菌少见。

2.本病还可由外伤、过敏性反应、眼神经麻痹、维生素缺乏等引起。还有可能是由慢性泪囊炎转变而来。

3.急性角膜炎的症状为：自觉畏光、流泪、不能睁眼、视力模糊、眼睛痛。有溃疡者，异物感很重。

⚕ 紧急处理

1

抗生素治疗。局部滴用氯霉素溶液或其他抗生素溶液，无脓性分泌物者可涂抗生素软膏并包扎。

2

热敷。局部热敷。

3

镇静。必要时用镇静剂。

急性结膜炎

急性结膜炎主要是因外感风热或感受时气邪毒而致，俗称"红眼病"或"火眼病"，发病较急，易相互传染，多发于春、秋季节。

📋 原因及症状

1.局部感染，主要致病菌为链球菌、葡萄球菌、肺炎双球菌及嗜血流感杆菌和淋菌等。少见有病毒性感染，特别是游泳池的感染和产道感染。

2.继发于全身感染，如麻疹、猩红热、流行性感冒疾病等可引起本病。

3.发病较急，会有流泪、结膜充血、眼睑痉挛疼痛等症状。结膜炎初期，结膜潮红、肿胀、充血、流出水样分泌液。随着炎症的发展，眼睑肿胀明显，眼分泌物变成黏液性或脓性，眼角上被黄色或者白色的分泌物覆盖。患眼有异物感及烧灼感，黏液性或脓性分泌物增多，一般无视力障碍。严重者可累及角膜，表现为疼痛、畏光、流泪、视力障碍等。

📋 紧急处理

1

尽快隔离。 在家庭和集体生活中，一旦发现急性结膜炎，务必做好消毒隔离措施，防止交叉感染。

2

眼药水。 在医生指导下，根据病情选择有效眼药水进行频繁滴眼。睡觉前涂抹抗生素眼药膏。

3

酌情就医。 发病早期用冷敷治疗法可以减轻急性结膜炎眼部不适症状。重症患者，应送院进一步诊治。

麻疹

麻疹是由麻疹病毒所致的急性传染性皮肤病，一般儿童的发病率较高，以发热、流涕、眼结膜炎、咳嗽、口腔黏膜斑及周身斑丘疹为其临床特征。

✚ 原因及症状

1.麻疹病毒随飞沫进入被感染者的鼻、咽和眼或直接被吸入气管、支气管，在局部的上皮细胞内繁殖，并经过淋巴管内的流动细胞到达局部淋巴结，继续繁殖并扩散到血液，形成第一次病毒血症。

2.患者是唯一的传染源，自潜伏期末至出诊后5天均可有传染性。

3.早期有呕吐、腹泻症状，在软腭、硬腭上可出现红色小疹。在起病第2～3日可于双侧靠近臼齿颊黏膜处出现细砂样灰白色小点，绕以红晕，称为麻疹黏膜斑。

4.出疹期，全身症状及上呼吸道症状加剧，体温可高达40℃，精神萎靡、嗜睡、厌食。

✚ 紧急处理

1

退热止咳。高热患者给予物理降温或小剂量退热，以免热度骤降而出现虚脱。烦躁不安者可适当用镇静剂。咳嗽时可服用镇咳药。

2

补充水分。充分补足水，饮食要清洁、清淡。

3

注意卫生。注意眼睛、口腔、皮肤的清洁卫生。

风疹

风疹又称"风痧"，是儿童常见的一种呼吸道传染病。由风疹病毒引起，病毒存在于出疹前5～7天，潜存于病儿唾液和血液中，但出疹2天后就不易找到。

🏥 原因及症状

1.在出疹前、中、后数天内传染性最强，除鼻咽分泌物，血、便、尿中亦有病毒存在。

2.通过空气飞沫传播，母乳喂奶也可传播。此外，餐具、衣物、生活用品等也可导致接触传播。

3.母亲孕期原发感染可导致胎儿宫内感，其发病率和致畸率与感染时的胎龄密切相关，以孕早期为最高。

4.风疹多为小儿感染风疹病毒后，经9～18天的潜伏期开始出现一般感冒症状，如发热、恶风、咳嗽等一系列的明显病症。发热1～2天后，即在全身出现疹点。厌食。

🏥 紧急处理

1

口服抗病毒药。病原治疗可用抗病毒药物利巴韦林，每日3～4次，口服，共服5～7天。

2

按需吃药。发热较高患者可用安乃近滴鼻。口服乙酰氨基酚、布洛芬等药物。若有咳嗽可用止咳药。

3

营养。应多吃具有清利湿热的食物，如西瓜、西红柿、胡萝卜、丝瓜、黄瓜等。

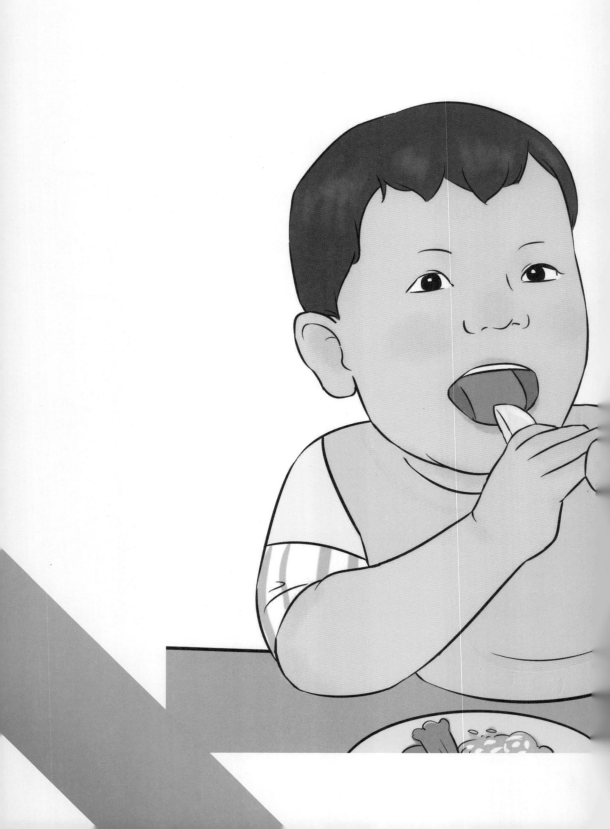

Part 6
儿童常见中毒的急救方法

对于孩子而言，"吃"占据了孩子生活的大部分时间，无论家长们对孩子们有多细心的照料，小孩总会因为他那重重的好奇心、年幼无知、缺乏生活经验导致各种各样的意外出现，对一些物质不能辨别是否有毒性而误食。而此时家长们能否正确的处理意外情况就显得尤为重要了。因为毒物可以经过我们的消化道、皮肤、呼吸道以及眼等途径进入人体，使我们中毒，从而对我们造成伤害，甚至危及生命安全。

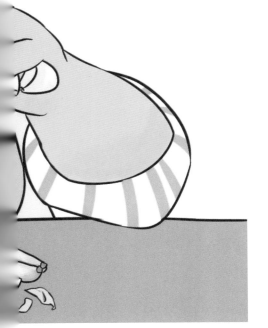

蚕豆中毒

蚕豆病是一种遗传性疾病，当体内缺乏（G6PD）葡萄糖-6-磷酸脱氢酶，吃了蚕豆或蚕豆制品后，导致溶血性贫血的疾病。通常多见于儿童，尤其是5岁以下男童最为多见，约占总数的90%。

🩺 中毒表现

1.该病起病急，多数患儿在进食新鲜蚕豆后1～2天会发生急性血管内溶血，最短者只有2小时，最长者可相隔9天。

2.本病的贫血程度和症状大多很严重，有全身不适、疲倦乏力、畏寒、发热、头晕、头痛、厌食、恶心、呕吐、腹痛等症状，巩膜轻度黄染，尿色如浓红茶甚至如酱油。最重者出现全身衰竭、脉搏微弱而速、血压下降、少尿或尿闭等急性循环衰竭和急性肾衰竭的现象。

🩺 急救方法

1 **立刻导泻**。若是发现患儿有发生蚕豆病的发病倾向时家长们应立刻对患儿进行导泻，病情严重者应立刻送医院进行处理。

2 **输血**。因蚕豆病可导致急性溶血，输血或输浓集红细胞是现今最有效的治疗方法。

3 **纠正酸中毒**。通常情况下蚕豆病溶血期一般会有不同程度的酸中毒出现，因此仅仅输血是不足使患儿脱离危险，应积极纠正酸中毒的情况。

4 **禁用品**。平常也有禁止使用的日用品，如牛黄、跌打酒、平安膏、各类颜料、曼秀雷敦薄荷膏、水杨酸甲酯、樟脑、萘等。

5 **禁用药**。在药物上也不宜服用氧化性药物，如砜类、磺胺类、呋喃类等药物。

毛豆中毒

毛豆又称狗爪豆、黎豆、猫豆等。毛豆外形和蚕豆相似，该物种为中国植物图谱数据库收录的有毒植物，其毒性为嫩荚和种子有毒，含有类似毒扁豆碱的毒素，经2~3日浸泡或煮沸后浸泡一天可做蔬菜食用。

🩹 中毒表现

1.中毒后出现类似有机磷农药中毒的表现，主要有头晕、头痛、乏力、四肢麻木、肌肉震颤、恶心、呕吐、腹痛、腹泻、嗜睡、尿频等。

2.严重者出现流涎、出汗、瞳孔缩小、抽搐、神志恍惚或昏迷。少数中毒者有发热、尿频等表现。妊娠妇女可发生子宫收缩造成流产或早产。

🩹 急救方法

1 与其他植物性食物中毒的操作方法一样，立即给予患儿催吐、洗胃、导泻。

2 尽早应用解毒剂：阿托品0.5~1毫克，肌内注射，每2~6小时1次。

✦ 注意事项 ✦

毛豆去毒方法：

　　1.煮透浸泡法：将干的毛豆与5倍的清水，煮沸2小时左右，直到可用手捏碎为止，即为煮透，然后再放入干桶内并且加入清水浸泡（水面要高出豆面10~15cm），每天换水2次，5天后去水即可炒菜食用。

　　2.直接浸泡法：使用清水浸漂6~8天，并且水面要高于豆面20cm，每日换水2次，6~8天后即可食用。壳内角质化的一层内皮去除掉，并且连同豆子一起在冷水里浸泡，水面要高出豆面的15~20cm，每天2次最少换水，浸3个昼夜即可煮食。

豆浆中毒

生豆浆含有一种胰蛋白酶抑制剂，进入机体后抑制体内胰蛋白酶的正常活性，并对胃肠有刺激作用。豆浆如果加热不彻底，毒素没有被破坏，饮用可导致中毒。

🩺 中毒表现

豆浆中毒的潜伏期很短，一般在食用生豆浆或未煮开的豆浆后30分钟～1小时，主要表现为恶心、呕吐、腹痛、腹胀、腹泻等胃肠炎症状。可伴有头晕、气急、乏力等症状，一般不发热。

🩺 急救方法

豆浆中毒表现一般不严重，轻者不需治疗，很快可以自愈。重者或儿童，应及时输液、对症治疗。

✚ 注意事项 ✚

1.防止豆浆中毒的基本方法就是把豆浆完全煮沸后再饮用。

2.当豆浆加热到一定温度时，会开始出现泡沫，但此时豆浆其实是还未煮沸，应用小火继续加热至泡沫消失、豆浆沸腾后，再持续加热5～10分钟，这样豆浆才能完全煮沸。

3.若制作豆浆量较大或黏稠时，在加热的过程中必须要不断地搅拌，使豆浆能均匀受热，还能防止糊锅。

4.市面上销售的即冲豆浆，其实在出厂前已经，经过高温加热处理，饮用此类豆浆不会导致中毒。

蜂蜜中毒

蜂蜜中毒主要是食用了野蜂（偶有蜜蜂）采集了有毒花粉所制的蜂蜜引起的。洋地黄、附子、曼陀罗、钩吻、闹羊花及雷公藤等的花粉中，均含有毒性成分，野蜂或蜜蜂采取此等花粉所制的蜂蜜是有毒的。

中毒表现

1.潜伏期：一般为0.5～3小时，最长甚至可达24小时。

2.中毒表现：有恶心、呕吐、腹痛、腹泻、发热、心悸、口周及四肢麻木，可有肝肾损害现象及一过性视觉障碍等。重者可出现抽搐、昏迷、血压下降、呼吸衰竭，甚至死亡。

急救方法

1 食入不久者应尽早催吐，继而使用活性碳混悬液洗胃，洗胃后留置活性碳于混悬液于胃中，用硫酸钠或硫酸镁导泻。

2 静脉输液及应用利尿剂等以促进毒素排泄，注意纠正水、电解质失衡。腹痛者可酌情使用山莨菪碱10毫克，或溴丙胺太林15～30毫克，口服；抽搐者可用安定10毫克，或苯巴比妥钠0.1克，肌内注射，必要时可重复；昏迷、血压下降、呼吸衰竭者应积极抢救。

3 一旦出现过敏性休克，应立即就地抢救。患者取平卧位，松解领裤等扣带。如有呼吸困难，上半身可适当抬高；如出现呼吸、心跳停止者，应立即给予口对口人工呼吸及胸外心脏按压，直到急救医生到来，做进一步抢救治疗。

亚硝酸盐中毒

日常生活中腌制的蔬菜，如包菜、菠菜等含有大量的亚硝酸盐及硝酸盐，如煮熟放置过久或盐腌存放时间过长，食之可致中毒。在腌咸肉或烧熟卤味时，有的人为了使肉色鲜红而加入硝酸盐，如果加入过量可引起中毒。

🏥 中毒表现

1.病史： 有进食大量上述放置时间较长的蔬菜、加入硝酸盐的腌肉或卤肉，或食用含亚硝酸盐的食物及水的病史。

2.潜伏期： 一般0.5～4小时，最短10～15分钟，长者可达20小时。

3.中毒表现： 有头晕、头痛、心率加速、嗜睡或烦躁不安、恶心、呕吐、腹痛、腹泻、发热等缺氧症状，全身皮肤及黏膜呈现不同程度的紫蓝色，持续发作或阵发性发作，与呼吸困难不呈比例，严重者有心律失常、休克、肺水肿、惊厥、昏迷、呼吸衰竭等症状，甚至会危及生命。

4.通常情况下，亚硝酸盐摄入0.2～0.5克即可引起中毒。并且亚硝酸盐可作用于血管平滑肌使得血管扩张、血压下降，严重时甚至会发生休克、死亡。

🏥 急救方法

1 将中毒者置于通风良好的环境中，绝对卧床休息。

2 误服亚硝酸盐应及早洗胃与导泻，现场不能洗胃者，只要神志清醒，可先探吐法或催吐；吸氧有一定的疗效，有条件者应尽早吸氧。

3 轻者以质量分数为50％的葡萄糖液，加维生素C，每日为3～5克肌内注射或静脉注射。重者可以质量分数为1％的亚甲蓝按每千克体重1～2毫克，加入质量分数为50％的葡萄糖20～40毫升中，静脉注射；若无好转，2小时后重复注射1次。

4 惊厥者应用镇静剂，如安定10毫克或苯巴比妥钠0.1克，肌内注射，必要时重复注射；休克或呼吸衰竭者，采取关心肺复苏等相应措施。

5 怀疑自己亚硝酸盐中毒可立即食用含维生素C和维生素E丰富的蔬菜水果或食用大蒜、喝浓茶，因为以上食物能阻断亚硝基化合物的合成。

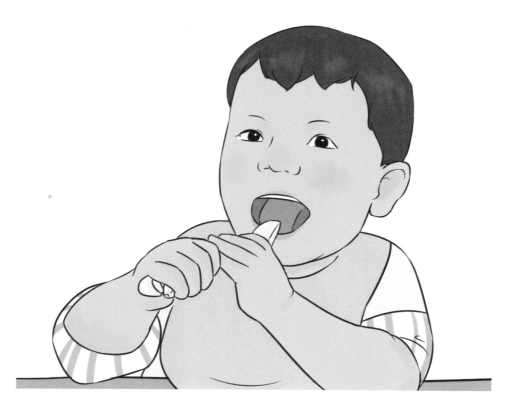

✚ 注意事项 ✚

1.保护好蔬菜新鲜成都，禁止食用腐烂变质蔬菜。千万不要食用大量刚刚腌制完成的菜，腌菜时盐应多放，并且至少要腌制15天以上才能食用。

2.肉制加工食品中硝酸盐和亚硝酸盐的用量应严格按照国家卫生标准的规定而使用。

3.不喝苦井水，不用苦井水煮饭、煮粥，尤其勿存放过夜。

4.调味品与盐分开放置，防止错把亚硝酸盐当食盐或碱面用。

霉变甘蔗中毒

是指食用了保存不当而霉变的甘蔗引起的急性食物中毒。是属于真菌性食物中毒，该中毒多见于儿童和青年，每年春季为高发季节，严重者可危及生命或后遗症，病死率约在10%以上。

🩺 中毒表现

1.首先表现为短暂性的胃肠道功能紊乱，如腹痛、呕吐、恶心等，但无腹泻的症状出现；并可出现神经系统症状，如眼前发黑、头痛、头晕等。

2.较重者胃肠道症状加重，会出现多次恶心、呕吐，甚至可能会出现昏睡症状。

3.上述症状出现后，患儿很快会出现抽搐、昏迷。

4.并且带有规律性，每次发作1~2分钟，每日可多次发作。抽搐发作后呈昏迷状态，并且且眼球向上翻，瞳孔扩大。

5.病情继续发展很可能发生急性肺水肿和血尿，体温初期时正常，3~5天后会迅速升高。通常在5~10天后疾病开始恢复。但是可能会有神经系统后遗症的发生，如全身性痉挛性瘫痪、去大脑皮质综合征等。

🩺 急救方法

1 对早期发现的中毒者，应立即催吐，并选用浓茶水、质量分数为0.5%的鞣酸溶液或1:5000的高锰酸钾溶液彻底洗胃，服硫酸钠20克，导泻或灌肠。

2 适当补充液体防止脱水，纠正酸中毒及电解质紊乱，并应用抗生素预防继发性感染。重症脑水肿者可应用高压氧疗法提高血氧含量，减轻症状。

3 惊厥抽搐时，适当给予镇静剂如苯巴比妥、安定等，小儿亦可水合氯醛灌肠。

4 目前尚无特殊的治疗方法，主要的预防措施是不买、不吃已霉变的甘蔗。新鲜甘蔗触之坚硬，外皮青绿光亮、有清香味、肉质青白、味甘甜。霉变的甘蔗外皮无光泽，触之较软，表皮有暗灰色斑点，闻之有"发霉"或"酒糟"味。

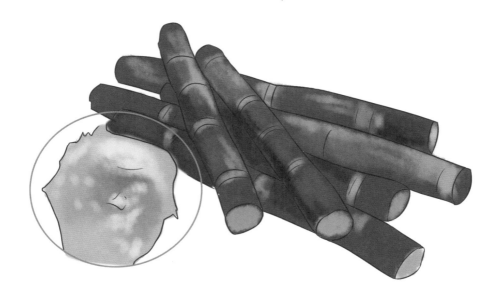

✤ **注意事项** ✤

1.购买甘蔗时必须挑选成熟的甘蔗，防止因不成熟而容易霉变。

2.甘蔗在贮存过程中应选择通风、防潮的地方，食用前要进行检查，一旦霉变禁止食用。

3.加强卫生知识宣传，教育群众不买、不吃霉变甘蔗。

4.出现霉变甘蔗的情况多是由于越冬出售，受冻后化冻，长期贮存，真菌感染等。尤其是未成熟的甘蔗更易发生霉变。而霉变甘蔗含糖量低，并带有酸酶味、酒糟味，食用后便很有可能引起中毒。

毒蕈中毒

毒蕈俗称毒蘑菇，即野生毒蘑菇。种类繁多，我国约有80余种。毒性很强的有白毒伞、秋生盔孢伞及鹿花菌等。一般含毒的蘑菇外观比较艳丽，但也有些品种外观上与可食的无毒野生蕈相似，易被误采食中毒。

🧰 中毒表现

1.胃肠炎型： 表现为恶心、呕吐、腹痛、腹泻，部分中毒者会有发热现象。

2.肝损害型： 除有胃肠道症状外，可出现黄疸、昏迷、抽搐、出血及循环衰竭。

3.神经精神型： 除有胃肠道症状外，主要表现为幻听、幻觉、似醉酒状态、狂躁、精神错乱、精神抑制等。

4.溶血型： 除有胃肠道症状外，还表现为黄疸、血红蛋白尿、肝脾大、贫血等溶血现象，也可继发肾脏损害，导致尿少及急性肾功能衰竭。

5.毒蕈碱症状型： 以呼吸困难、胃肠痉挛、流涎、流泪、大汗、呼吸道分泌物增多、瞳孔缩小、视觉模糊等表现为主，严重者可出现抽搐、昏迷。

6.抗胆碱综合征型： 主要表现为面色潮红、皮肤灼热、无汗、瞳孔散大、口干、烦躁不安、心动过速等，重者可出现狂躁、谵妄、抽搐、昏迷等。

7.中毒后会出现几个分期如下：

（1）潜伏期： 食用毒蕈后15～30小时，通常无任何症状。

（2）肠胃炎期： 一般会有轻微吐泻的症状，多常在一天内消失。

（3）假愈期： 此时患者仅感轻微乏力、无食欲等，但是实际已经开始损害肝脏。

（4）内脏损害期： 此时体内肝、脑、心、肾等器官均可能有不同程度的损害，尤其以肝脏的损害最为严重。

🩺 急救方法

1 先让患者饮水300~500毫升，然后用手指或筷子、勺子、小木板等刺激咽后壁或舌根诱发呕吐，反复进行，直到胃内容物全都呕出为止；可用1：5000的高锰酸钾溶液、浓茶液或含碘液（200毫升液体加碘酒30滴）反复洗胃，以清除或沉淀毒素。无腹泻者，于洗胃完毕给蓖麻油30~60毫升或硫酸镁30克以导泻。

2 适当补充液体防止脱水，纠正酸中毒及电解质紊乱，并应用抗生素预防继发性感染。重症脑水肿者可应用高压氧疗法提高血氧含量，减轻症状。

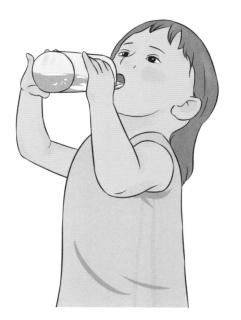

3 有毒蕈碱症状者，可给1微克，每15分钟1次，肌内注射，直至瞳孔散大，心率增加，病情好转后逐渐减量；肝损害型，用新鲜兔脑，每日1~2个，口服，或质量分数为5%的二巯基丙磺酸钠5毫升，每日2次，肌内注射，一般用5~7日。

✚ **注意事项** ✚

1.大力宣传毒蕈中毒的危险性，在采集时需要有组织性的采集蕈类，并且在采菇时由有经验的人指导，不采不触碰不认识或未吃过的蘑菇，尤其是要提前教导儿童尤为重要。

2.日常多了解、鉴别毒蕈的能力，熟悉和掌握大部分毒蕈的形态特征及内部结构，再按照当地人们的经验来区别有毒蕈类，以防误食中毒。

3.但凡具备以下特征的切勿采摘食用：菇柄底部有不规则突起物、菇柄上有环状突起物、伞形等菇（菌）表面呈鱼鳞状、色泽鲜艳度高、野生菇（菌）采下或受损时，受损部位会有乳汁流出。

巴豆中毒

巴豆是巴豆树结的果子，又称双眼龙、巴仁等。全株有毒，以种子的毒性最大。巴豆有毒成分为巴豆苷、巴豆毒素、巴豆油酸及一种生物碱，对消化系统的黏膜有较强的腐蚀和致泻作用。

🛅 中毒表现

皮肤接触后局部有烧灼样疼痛，24小时后局部可起泡。眼睛被污染后出现局部炎性反应，结膜充血，角膜混浊。食后口腔黏膜红肿或起水泡，口腔、咽喉、食管有烧灼感、流涎、恶心、呕吐、上腹痛、剧烈腹泻、大便米泔样。严重者可出现口渴、少尿或无尿、呕血、便血、呼吸困难、发绀、谵妄，多因呼吸、循环衰竭而死亡。

🛅 急救方法

1 卧床休息，大量吸氧。

2 可即时口服大量蛋清、豆浆、牛奶、米汤、面糊以保护胃黏膜。

3 应速送医院抢救。

✚ 注意事项 ✚

1.加强宣传巴豆毒性，妥善贮藏巴豆及巴豆油，并有明显标签。
2.加工制作时应先暴晒，再用木棍敲裂去其外壳，不可用手去剥，禁止儿童参加。
3.虽然巴豆是中药的一种，但是如果是关于儿童的情况下就必须是慎之又慎。

鲜黄花菜中毒

鲜黄花菜里含有秋水仙碱，易溶于水，是一种毒性很大的物质，能强烈刺激肠胃和呼吸系统。成年人如果一次食入0.1～0.2毫克的秋水仙碱，就可引起中毒。如果一次摄入量达到3毫克以上，就会导致严重中毒死亡。

中毒表现

1.潜伏期：中毒者一般在食后1～3小时发病。

2.中毒表现：开始多感咽喉及胃部不适，有烧灼感，继而出现恶心、呕吐、腹痛、腹泻、口渴、腹胀等症状，腹泻频繁、剧烈，多呈水样便或血性便。严重者可有血尿或无尿。此外，还可伴头晕、头痛、发冷、乏力，甚至麻木、抽搐等神经症状。可因呼吸抑制而死亡。

急救方法

1 中毒后立即进行催吐，以减少人体对有毒物质的吸收，先给中毒者灌服大量的温盐水或温开水，然后再刺激其咽部使之呕吐。

2 注意补充水分，不能口服时，要及时静脉补液。

3 持续呕吐并有腹痛者，可给予山莨菪碱10毫克或普鲁本辛15～30毫克，口服，抽搐、惊厥时，可给予镇静剂，如副醛2～5毫升，肌内注射。

＋ 注意事项 ＋

1.浸泡处理，鲜黄花菜烹调前先用开水焯，再用清水浸泡2～3小时(中间需换一次水)。

2.高温处理，用鲜黄花菜做汤，汤开后再煮10～15分钟。

地瓜中毒

地瓜又名土瓜、凉瓜、地萝卜、葛瓜等。其种子称为地瓜米，又称豆薯子（沙葛）。种子含有鱼藤酮、豆薯酮、豆薯素等6种纯有机化合物。鱼藤酮是神经毒物，中毒者多因误食其种子地瓜米所致。

中毒表现

潜伏期一般为2～12时，主要表现有头昏、恶心、呕吐、疲乏无力、站立不稳、四肢发麻、肌张力松弛等。重者可出现呼吸困难、呼吸次数减少、体温下降、尿失禁、瞳孔散大、昏迷、皮肤苍白、四肢末端发凉、血压下降等。严重者出现休克，甚至死亡。

急救方法

1 误食者应尽早进行催吐、洗胃及导泻，以排除毒物。

2 应用拮抗剂：用溴新斯，成人每次0.5 ～ 1毫克／千克体重，小儿每次0.03～0.04毫克／千克体重，肌内或皮下注射；或用依酚氯铵，成人每次静脉注射10毫克，有一定的抗毒作用。

3 静脉输液以加速排出毒物，并维持水、电解质平衡，防止酸碱失衡。

✚ 注意事项 ✚

1.土瓜的茎叶和结出的果实，果实长的像四季豆，却不能吃，因为这一部分含有一种剧毒，是用来加工制造杀虫农药的原材料。

2.虽然土瓜有着很多的营养素以及有很好的食用价值，但是由于土瓜生性属凉，所以儿童不应多吃。

荔枝中毒

荔枝为荔枝树的果实，荔枝核可以入药。过量进食荔枝可中毒，称荔枝病。中毒机制不完全清楚。一般认为食入大量荔枝会影响其他食物摄取和能量代谢，使得血糖减低，并出现相应的症状。

中毒表现

大量进食荔枝后出现饥饿、口渴、恶心、头晕、眼花、心慌、出汗、面色苍白、皮肤冰冷等表现，严重者会发生昏迷、抽搐、呼吸不规则、心律不齐、四肢及面部肌肉瘫痪，血压下降，呼吸、心脏停止而死亡。

急救方法

进食荔枝后，若出现饥饿、无力、头晕等症状，要尽快口服糖水或糖块，一般都能很快恢复。出现中毒表现者要及时到医院救治。

✚ 注意事项 ✚

1.儿童吃荔枝一次不要超过5枚，不要空腹吃荔枝，最好是饭后半小时食用。

2.可以在吃荔枝前后适当喝点盐水、凉茶或绿豆汤，或者把新鲜荔枝去皮浸入淡盐水中，放入冰柜里冰后食用，可以预防"虚火"。

3.孩子如果出现饥饿、无力、头晕等症状时，妈妈要尽快让孩子口服葡萄糖水，以减缓症状。

发芽马铃薯中毒

马铃薯俗称土豆、地瓜蛋、洋山芋。马铃薯如果贮藏不当、时间过长就会发青出芽。已发芽的马铃薯内和皮层内含有可引起中毒的龙葵素，如吃了很多发芽并且未去皮的马铃薯，可引起中毒。

中毒表现

1.可有口咽灼热感、恶心、呕吐、上腹部烧灼样疼痛及腹泻。重者可剧烈呕吐，甚至出现脱水及休克，更甚者因多器官功能衰竭而死亡。

2.出现头痛、口周发麻、乏力、眩晕、高热、惊厥、抽搐、昏迷、瞳孔散大、呼吸困难及呼吸衰竭，甚至因此而死亡。

急救方法

1 对早期发现的中毒者，应立即催吐，并选用浓茶水、质量分数为0.5％的鞣酸溶液或1:5000的高锰酸钾溶液彻底洗胃，服硫酸钠20克，导泻或灌肠。

2 龙葵素为弱碱性生物碱，轻症中毒者可适当饮用食醋中和。

3 补充血容量，轻者可口服补液盐，多喝开水及淡盐水，重者应静脉输液。

4 对腹痛者，可给予山莨菪碱10毫克或溴丙胺太林15～30毫克，口服；对神经系统症状明显者可给予安定5毫克，每日3次，口服，镇静。

✦ 注意事项 ✦

1.马铃薯应保存在干燥通风、低温、无阳光直射处。

2.普及和加强马铃薯保存的知识，防止马铃薯发芽是预防中毒的根本保证。因龙葵素加热破坏、遇醋分解，下锅炒马铃薯时应放一点醋，而且宜红烧、炖或煮。

贝类中毒

有些可食贝类被毒化，食后引起中毒。可食性贝类被毒化的原因一般认为是由于某些单细胞微藻类在海水中迅速繁殖、大量集结形成赤潮，同时伴有海洋动物死亡，贝类摄食有毒的藻类，富集其有毒成分。

🧰 中毒表现

1.麻痹型： 食用后5分钟至4小时出现唇、舌、手指麻木感，进而四肢末端和颈部麻痹，直至全身。常伴有发音障碍、流涎、头痛、口渴、恶心、呕吐等。

2.腹泻型： 由软骨藻酸及其异构体所致。主要表现为呕吐、腹泻，病情轻。

3.记忆丧失型： 由大田软海绵酸及其衍生物所致。表现为进食后3~6时出现腹痛、腹泻、呕吐、流涎，同时出现记忆丧失、意识障碍、平衡失调，以致不能辨认家人及亲友等，严重者昏睡。

4.神经毒素型： 由短螺甲藻毒素所致。表现为进食后数分钟至数小时出现唇、舌、咽喉及面部麻木、刺痛感，头晕、肌肉疼痛等。

5.日光皮炎型： 一般进食1天后发病，也可14天后发病。初为面部和四肢暴露部位出现红肿，并有灼热、疼痛、发痒、麻木等感觉；后期出现瘀血斑、水疱或血疱，溃破后可感染，伴有发热。

🧰 急救方法

1 立即手法或药物催吐，催吐后口服活性碳。

2 注意休息。

3 出现中毒症状者要及时到医院就诊，就诊时要携带食用剩余的贝类。

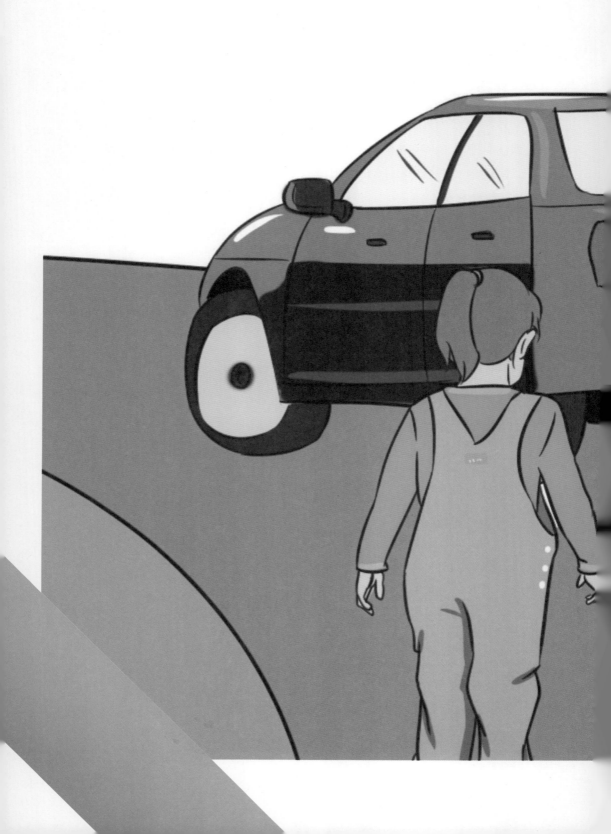

时刻留意教室里的电器

有的教室开关、插座松动或线路老化出现漏电。部分学生缺乏安全用电常识，私自在教室内给手电筒或手机充电时，忘记拔出。在生产和生活中不注意用电安全，也会带来灾害。如触电造成人身伤亡，设备漏电产生的电火花酿成火灾。

🧰 发现问题我们应该这样做

1 首先切断电流，如果电流无法切断，就要站在干燥的绝缘物上，如电话号码簿或木头盒子上。再用一个带木柄扫帚或木头椅子将同学的肢体与电线分开。

2 用一条干毛巾圈住同学的双脚，将他拖离电源。如果同学看上去没有受伤，就先让他休息，观察他的情况并且第一时间汇报给老师。

3 如果孩子神志不清，怎么叫喊也没有反应时，应立刻分出一部分同学去呼叫老师帮忙，并打电话叫救护车。

✛ 注意事项 ✛

1.不能用手、金属物或铅笔芯等东西去拨弄开关，更不能把它们插到插座孔里。喝水时不要在插座附近，以免水滴落插孔里，导致电器短路，着火。

2.小学生因为年龄与思维均较小，无法对触电者进行有效救护，此时应及时叫大人或老师来处理，并拨打"120"急救电话，交给医生来救护。

3.不用湿手触摸电器，不用湿布擦拭电器。

4.发现电器有冒烟、冒火花、闻到焦糊的异味等情况，应立即关掉电源开关，停止使用、并且要迅速寻求大人及老师处理。

时刻注意"文具杀手"

很多家长都觉得文具的危险，无非就是划伤、刺伤，但是这只是文具伤害的冰山一角而已，现在各种各样的文具类型、添加物、增香剂等，琳琅满目，殊不知这些"新型"文具却隐藏着可怕的伤害。

正确挑选文具

1 选择纸张偏黄的本子：纸张异常洁白可能是添加了大量荧光增白剂，且长期使用会影响视力。

2 选择无味的文具用品：带香味的橡皮、圆珠笔等文具可能添加了人造香料，其甲醛、苯酚等有害物质易超标，久闻可能会出现头晕、食欲下降等现象。更严重的是，会对人体的细胞发育、对肝脏、肾脏等器官造成影响。

3 尽量不用或少用涂改液。使用时，如涂改液不慎溅到皮肤上，一定要立即清洗。

✦ 注意事项 ✦

1.老师和家长要及时纠正孩子咬铅笔的习惯，因为铅笔表面的油漆中含有金属铅，而且有一些厂家在木材处理过程中使用的防腐剂等，也可能含有铅、汞、砷等其他有毒的重金属。

2.在很多家长的观念里，洁白的纸张，代表着洁净和高质量。但按照《学生用品的安全通用要求》规定，学生用的课本、簿册的亮度（白度）应不大于85%，就是说不能太白，因为这样会刺激、损伤学生的眼睛，学生容易导致视觉疲劳，影响学生的视力。

3.不要玩铅笔和钢笔，因为这样很容易摔断笔尖，从而导致扎伤自己，更不能用来做玩具相互打闹。

遭受拐卖

通常被拐卖的孩子的岁数一般在2~7岁，虽然最后在警方和热心市民的帮助下，有些孩子最终回到了家长身边，但有一些孩子仍然没有下落，一些家长在日思夜盼、以泪洗面等待走失孩子的消息。

🧰 家长应该这样应对拐卖事件

1.到孩子消失的最近的广播站进行广播，一定要把孩子的特征讲清楚，比如孩子的身高、体重、穿着等。

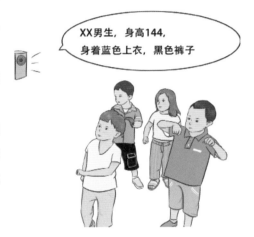

XX男生，身高144，身着蓝色上衣，黑色裤子

2.如果走失的是小学生，可以先向其同学打听下落，然后再报警。

3.确认遭到拐卖后尽快组织家人去追赶，各个火车站、汽车站都不要放过。有的时候人贩子抱走孩子后，他会火速赶到火车站或长途汽车东站，尽快离开事发地。

🧰 日常应该如何防护

1 家长带孩子外出时，要随时注意孩子是否在自己身旁或在视线范围内，并且不要带孩子到人多拥挤的场所，以免让坏人钻空子拐走孩子。另外，如果有急事，也千万不要让陌生人照看孩子，即便时间很短。

2 如果家长忙于工作没有时间照看孩子，孩子单独留守在家时，一定要告诉孩子如果有陌生人敲门也不要开，更不能答应陌生人的邀请。

3 告诉孩子对陌生人给的任何东西都不接受，也不能吃、喝陌生人给的食物或饮料，更不能跟陌生人到陌生的地方。

4 家长每天都应留意孩子的穿着打扮，以便发生事故时能随时说出孩子的特征。

校园暴力，请住手

校园暴力事件屡屡曝光，用力扇耳光、飞身踹身体，甚至其他极端的暴力手段让人为之心寒。而作为家长，你知道有什么样的症状表明孩子可能遭受暴力吗？面对校园暴力，你会如何教孩子应对？

✚ 孩子是否遭受校园暴力，能从这些方面看出

1.孩子身体无故出现瘀伤、抓伤等人为伤害，很有可能就是遭遇暴力伤害。如果孩子在大热天也经常穿长袖，可能是想遮掩伤痕或内心的不安。

2.如果孩子的鞋子、首饰、文具等个人物品常常丢失或被损坏，家长就要注意了。

3.如果发现孩子非得回到家中才上厕所？那么很可能学校厕所已经成为暴力场所。

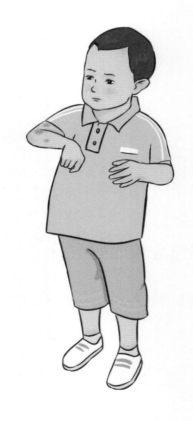

4.孩子常常带着伤心、沮丧情绪回家，此时很可能在学校受到言语诽谤等精神方面的伤害。

5.孩子不愿意上学，甚至逃学，装病，此时很可能是在学校被人排挤、欺负。

6.睡眠问题 失眠、噩梦、尿床等问题也是孩子遭遇暴力侵害时可能出现的表现，家长都要高度重视。

明确告诉孩子，遭遇此类事件应该怎么办

1 如果遭遇到校园暴力，要告诉孩子不要惊慌，要采取拖延时间的战术，等到适当的时机寻求帮助，以最大限度保护自己。

2 必要时采用异常动作（大喊大叫或原地大跳等）引起周围人注意，以寻求周边人群的帮助。

3 必须要告诉孩子，自身的安全是最重要的，无论做任何事情都必须要以自身安全为中心。

4 告诉孩子，若是遭遇校园暴力的时候，一定要及时与老师家长沟通、不能一个人承受身心伤害。

5 当知道孩子在校遭遇校园暴力的事件后，家长们应第一时间与学校沟通，用法律途径来保护孩子。

如何预防校园暴力事件

1.家长与家长之间应多多交流，多观察学校学习期间是否有暴力现象。

2.家长平时与孩子沟通时可以讲解常见的校园暴力现象来引导孩子，进行预防教育。当然，也要教孩子一些自我保护的方法，让孩子平时有心理准备，遇事不会手忙脚乱。

3.作为家长不应只关注孩子的学习而不关注孩子的心理教育，因为大部分的校园暴力事件很多原因就是因为孩子的心理教育缺失而导致的。

危险游戏我不玩

仔细观察孩子的课间游戏，就会发现有些同学玩的一些游戏其实是隐藏着危险的，虽然任何游戏都会有潜在的危险性，但是学会如何避免危险的发生，才是我们需要思考的话题。

🩺 课间十分钟玩耍要注意安全

课间十分钟的目的主要是让孩子稍微放松休息，并做好下一节课的准备工作。所以下课时，孩子们千万不能在走廊里推推攘攘或在校园里追追赶赶；以免互相碰撞，从而导致伤害发生；活动的强度要适当，尽量不做剧烈的活动，以保证下一节课中不会疲劳，保持精力集中、精神饱满。

🩺 同学间玩耍不做危险游戏

玩游戏能增长知识、锻炼身体。但是有一些游戏是具有危险性的，轻则伤人，重则危及生命，此类游戏是不能玩的，如含有化学性质的玩具、不用玻璃制品玩具、暴力性玩具(弹弓、弓箭、发射子弹的玩具枪)。

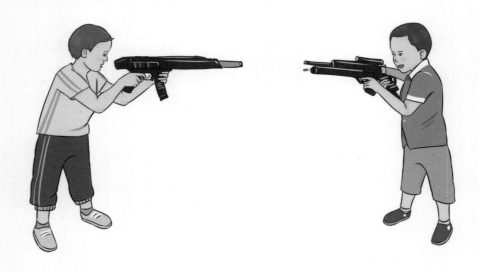

🩹 体育活动中的自我防护

1 要在运动前换上胶底运动鞋，因为运动鞋弹性大、摩擦力大，能有效的减少意外事故的发生以及减轻受伤的程度。

2 运动前要认真做好准备活动，否则很可能会导致肌肉拉伤、扭伤、骨折等的意外发生。

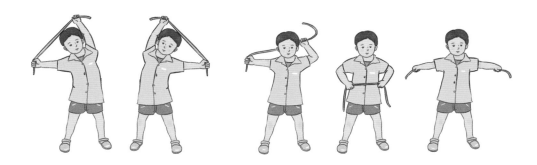

3 运动前，女生要摘下发卡、塑料或玻璃饰物，男生不能在口袋里装小刀等锋利物品。

4 要有教师或同伴的情况下才能做器械运动，如单杆、双杆运动时，务必严格按老师的要求去做，特别是投掷标枪、铅球等的运动时，不能擅自投出或捡回，否则有可能被击中受伤，甚至危及生命。

5 一旦自己摔伤或有同学摔伤，不能急忙起来，也不能乱搬动受伤的同学，要等校医或老师来处理。

6 夏天时，运动后不能立即喝凉水，可以喝些淡盐水，以防止中暑；并且在运动后要及时擦净汗水穿好衣服，不要立即吹风扇或者空调，以防感冒。

7 运动时出现抽筋的情况无须慌张，只要先躺下或按照舒适的坐姿左下，然后慢慢的拉伸抽筋肌肉即可，但千万不能胡乱揉捏，因为这样会导致伤势加重。

8 运动中不能进食，包餐后一小时内不能运动，应该要运动20分钟后才能再次进食，运动补水非常重要，但切记避免大口喝水只要小口慢喝即可。

不在路上玩耍

每天送孩子去上学，最希望的就是开开心心去上学，平平安安把家还。但是孩子们天生精力旺盛、活泼好动，即使在马路上行走也是蹦蹦跳跳、嬉戏打闹，这样无疑增加了发生事故的危险性。

⊞ 小孩不能在汽车尾部嬉戏

汽车的尾部是没有"眼睛"的，它们看不到车后究竟藏着什么人，这时候有的小孩可能会问："司机叔叔不是可以通过后视镜来看车身后的情况吗？。"但是真实的情况是，在汽车的后视镜中通常是看不到孩子们那矮小的身影，如果一旦倒车，很大可能就会把车后的孩子撞倒。所以一定要告诫小孩不能在停着的汽车尾部玩耍。肝、脑、心、肾等器官均可能有不同程度的损害，尤其以肝脏的损害最为严重。

⊞ 避让转弯车辆

当发现汽车前的方向灯（通常是黄颜色）一闪一闪时，就是告诉我们，汽车要转弯了。此时孩子应该注意避让转弯车辆，在道路上碰见转弯车辆时，千万不能靠车辆太近，不要以为车头过去了，就安全了。实际上我们如果离转弯汽车太近的情况下，就很可能被车尾撞倒。

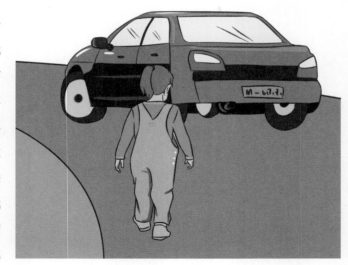

🧰 让孩子走在自己的右边

因为我国交通规则是"车辆靠右行"。而自行车与机动车都比步行快，它们在超越同向行人时，自然是从行人的左侧经过。而此时，大人走在孩子左边就可以起到一定的保护作用。当然，如果在带孩子上街的时候，不得不沿着行车道逆行而走时，则应该让孩子走在大人的左侧，总之简单的一句，就是想办法让孩子走在远离车辆的一侧。

🧰 帮孩子制定出行安全路线

对于一些低年级的孩子来说，家长们要让孩子熟悉经常来回前往的场所，熟悉自己家里到这些场所的路线，如从家中到学校的道路，去操场的路以及去同学家的路。父母可以扮演探险家一样先与孩子一起走一遍，并最终确定一条最安全和最容易过马路的路线。然后向孩子确定清楚，让孩子只能走这条安全路线，这样也能最大程度的确保孩子的出行安全。

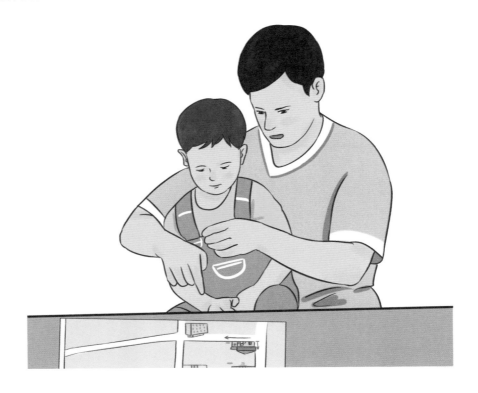

校园欺凌

校园欺凌是学生之间所发生的任何故意的身体和心理的伤害行为，主要包括起绰号、谩骂、羞辱、排斥、殴打、抢劫、以威逼和恐吓进行胁迫等。校园欺凌具有持续发生、欺凌两方力量不均的特征。

🩺 事件发生的主要因素

校园欺凌的发生与个人、家庭、学校以及社会因素有关。有的学生就是好斗、易挑衅他人；学生家庭的不良教养方式，如过分体罚或溺爱等，可激发或助长孩子的攻击性行为；社会上影视媒体中的暴力画面和情节的影响，网络暴力游戏的玩耍和体验，这些因素都影响着校园里的学生，使之效仿和实践。

🩺 家长应该注意孩子的日常表现

欺凌现象的发生在学生中有一定的表象征兆。若小学生出现以下现象，应引起家长和老师警惕：身体有伤，还支吾说不清缘由；不明原因的头痛、肚子痛，不愿上学；人际交往退缩；学习成绩下降；出现做噩梦、夜惊等睡眠问题；要求额外用钱。中学阶段多发生心理欺凌，遭受欺凌的学生常出现人际退缩，抑郁、焦虑，出现做噩梦、夜惊等睡眠问题，学习成绩下降，不愿上学，要求额外用钱等。

🩺 如何教育孩子

1 让学生认识、了解校园欺凌的实质行为以及危害，纠正学生中恃强凌弱、强王败寇的不良风气和错误观念，引导学生合理解决矛盾和冲突，指导他们进行尊重、理解式的交流。

2 家庭内改善父母教养方式，避免采取粗暴、武断、拒绝、否定的教育方式，民主、理解、温暖地关爱孩子。

拉帮结派、欺压同学不可取

学生拉帮结派不一定都是坏事，与其担心不良群体产生的不好影响，不如全力为学生打造一个团结合作、向善向上的正能量群体。化"消极"为"积极"，形成有竞争力的学习小组、管理团队。

拉帮结派的原因

1 **寻求友谊。** 人皆需要友情的，建立社会关系，友谊乃是人的通性，学生在日常生活和交流中，会发现谁能交往，谁不能交往，最后就形成了非正式群体。

2 **寻求认同。** 在非正式群体中，学生可以自由发挥自己的擅长，得到一定地位，得到荣誉感、认同感。

3 **获得保护。** 因为个人的力量是有限的，所以有部分学生想凭借着群体的力量来保护自己，以希望能维护自身的利益。

4 **抱有目的。** 即通过某一类群体，扩大自己的影响力，不择手段的达成自己的某些目标。

如何应对不良的拉帮结派

1.家长要与学校配合沟通，限制学生小团体活动，防备学生沾染不良气息，并且要让拉帮结派的学生在校外避免聚集在一起，减少他们的联系。

2.家长或老师可以引导学生开展"拉帮结派的危害"大讨论等的内容，让学生自己搜集相关资料、实例，让他们先自己明白危害。

3.学生拉帮结派、欺压同学，其中的原因是孩子精力充沛，无处发泄。家长或老师要经常开展丰富多彩健康有益的活动，吸引孩子的注意力，让他们从中获得乐趣。

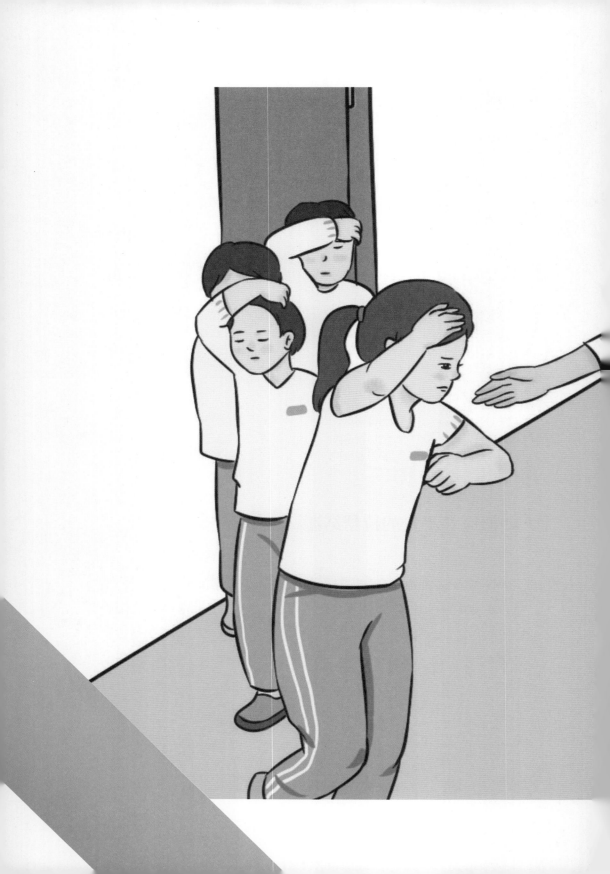

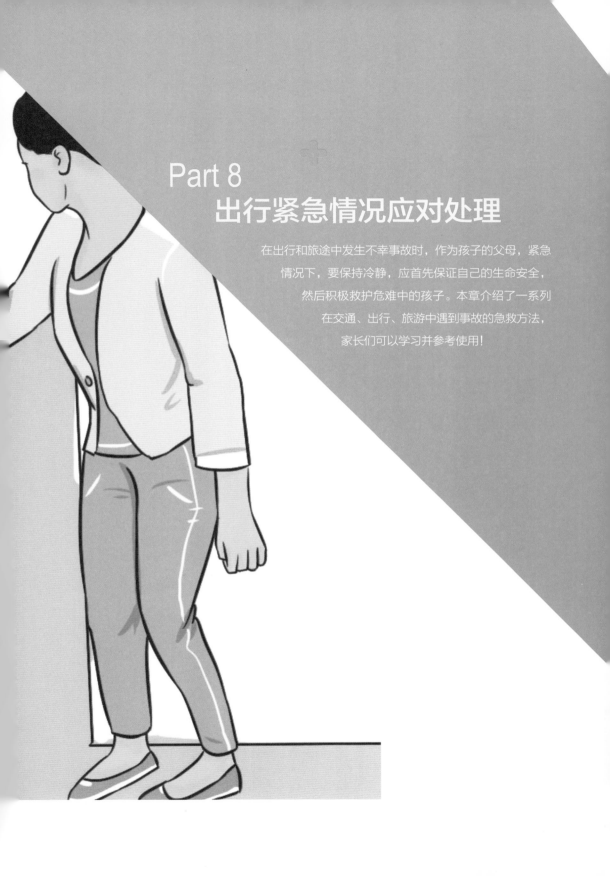

Part 8
出行紧急情况应对处理

在出行和旅途中发生不幸事故时，作为孩子的父母，紧急情况下，要保持冷静，应首先保证自己的生命安全，然后积极救护危难中的孩子。本章介绍了一系列在交通、出行、旅游中遇到事故的急救方法，家长们可以学习并参考使用！

跨越护栏很危险

步行是人们最基本的、并且较为自由安全的一种出行方式，但决不能因此而麻痹大意，忽视它不安全的一面，因为当行人跨越隔离设施时，不仅仅个人会有很大的危险，同时也会给交通带来不可估计的安全隐患。

🩺 家长别给孩子做坏榜样

我们经常看到家长领着孩子跨护栏的情况，很多家长因为想图方便、赶时间等多种原因，除了自己横跨护栏过马路的情况之外，连带着孩子也是如此，其实为了孩子安全，宁可多走几步也不能翻越护栏，更不能带着孩子跨护栏。让孩子从小养成最基本的交通安全意识，我们家长就要首先自觉遵守交通法规，为孩子做好表率。

🩺 文明出行家长带好头

1 注意遵守交通规则，不抢道、抢行，避免发生危险；横穿马路、铁路时，要走专用人行横道，如果走到无人行横道或信号装置的地段时，必须要"一站二看三通过"。

2 遇到有行人信号灯控制的路口时，必须要在人行道内行走，并且要做到红灯停、绿灯行。

3 横过车行道时，不要因为某种原因而走"捷径"，一定要走人行横道，并且不能斜穿马路；还要看清楚来往车辆。

4 与多人一起步行时，不能横着一排行走，并且不能勾肩搭背、拉扯或打闹。

5 遇到没有人行横道时，应先观察来往车辆，确认安全后才选择通过。

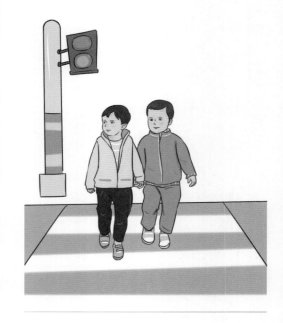

上街走丢了

孩子喜欢探索新鲜事物，在人多之处（如闹市、商场、街道）会突然停下来，东摸摸、西看看。父母一不留神，或者与别人交谈忽略了孩子，都会让孩子走失。孩子一旦走失就要采取下列措施，以便及时找回孩子。

1 **报警。** 发现孩子走失时，应立即到所在地的公安机关报案进行登记，请公安机关协助查找。

2 **广播寻找。** 如果孩子在商场、公园等公共场所走失后，父母应该找公园、商场广播室和派出所就近寻找。

3 **分析可能地。** 分析孩子可能去的地点，如同学、亲戚家，如没有，应立即到其他孩子可能去的地方寻找。

4 **分析原因。** 分析孩子可能走多远，身上是否带有钱，带多少，有无离家出走的可能。

5 **刊登寻人启事。** 对于走失时间超过48小时的，应立即到公安机关开失踪人口证明，也可到附近地区的报社、电台、电视台刊登寻人启事，并到寻人网站将相应的资料公布。

6 **请人帮助。** 报纸和寻人网站的选择应遵循大众化的原则。最好刊登连续十次以上，如果家里经济条件允许，应该注明提供信息的酬金，这样更有利于寻找。

7 **慎防诈骗。** 对于刊登寻人启事后，一些骗子以提供信息为由索要财物的，应先稳住对方，并立即报案。

8 **不可自暴自弃。** 还可向专业的寻人机构请求帮助，建立寻找档案。制订寻找计划，及时互通寻找信息。

不好，有人跟踪

被骚扰者跟踪的事时有发生，尤其是年轻女性以及单独行走的小孩被跟踪的可能性更大。对付跟踪骚扰者的基本对策就是要保护好自己的个人隐私，比如扔掉垃圾时一定要将重要的个人信息销毁后再扔掉。

1 **劝说跟踪骚扰者**。劝说跟踪骚扰者时一定要有第三者在场，不要自己单独会见，最好同来的人是个值得信赖的、显得力量强大的人。

2 **制造假象**。不要让外人看到室内的样子，即便是毛玻璃也要装上厚窗帘，让人不知道家里是否有人。

3 **迷惑他人**。晾晒衣服时可挂些男性衣服，看起来好像在跟男性同居的样子。

4 **改变路线**。感到身后有人尾随时，觉得不放心时，可打车或者改变上班、上学的路线。

5 **运用科技**。如果不断接到骚扰电话，可以灵活使用各电信公司的防骚扰电话服务，市场上卖的变音器也很有效。

6 **提高安全意识**。要有安全意识，在门窗上多加几把锁。

7 **设置号码**。在没人的地方，将手机设置上拨打报警电话的快捷键，以便随时拨打报警电话。

8 **使用工具**。根据需要灵活使用护身用品及防侵犯用品。

9 **警惕身后**。出入家门时要注意可能会被人从后面袭击并强行闯入，所以要确认身后是否有可疑的人。

10 **提高戒备心**。不知道跟踪骚扰者是谁的时候，不要让对方进入自己家中，不去对方的家中，不坐对方的车。

巧对搭讪的陌生人

孩子尚不具备分辨是非的能力，遇到危险时不能做足够的自我防卫，一旦有任何危险，孩子是必然的受害者，要想让孩子平安地生活和成长，就要教会孩子拒绝一切伤害。学会怀疑、学会拒绝，对孩子来说是必要的。

应对方法

1 遇到陌生人搭讪时，应提高警惕，不要轻易透露自身的重要信息，如家庭地址、家中电话、父母的手机号码等。

2 教孩子提防任何要求帮助的大人，如请求带路等。对方需要帮助的话，叫他去找大人，去找警察。一定把握一条原则：可为其指路，坚决不带路。

3 横过车行道时，不要因为某种原因而走"捷径"，一定要走人行横道，并且不能斜穿马路；还要看清楚来往车辆。

4 教孩子不可随便接受陌生人的糖果或玩具，拒绝诱惑就拒绝了危险。

5 告诫孩子接电话时不要让陌生人知道自己一个人在家，接电话前最好将电视打开，为对方制造家中不止孩子一个人的假象。

6 当一个人在家，有人敲门时应先询问对方是谁。若是陌生人，无论说什么都不要给陌生人开门。尽快给爸爸妈妈打电话，或向熟悉的人求助。

时刻提醒孩子

1.要让孩子记住家长的姓名、工作单位、家庭电话号码、"110"报警电话，并教会孩子打电话。

2.与孩子外出购物、游玩要先告诉孩子，如果走失，要找警察帮助或找保安值勤人员指点，不要跟陌生人到任何地方。

3.与学校的老师约定，除了家长指定的人外，不要让其他人接孩子。

4.和老师约好联系的方法，如孩子遇到突发事件，要打电话告诉家人。

地动山摇

地震造成的灾害往往非常突然和严重。虽然目前人类还不能完全避免和控制地震，但是只要能掌握自救互救技能，就能使灾害降到最低限度。对于地震灾害，目前还不能够准确的作出预报。

🧰 震前征兆

1 **动物出现异常：**例如大量的蛇爬出洞来长距离迁移；家禽家畜不吃不喝，狂叫不止，不进窝圈；大量的老鼠白天出洞，不畏追赶；动物园里的动物萎靡不振，卧地不起等。

2 **地下水发生异常：**例如镇区的枯井突然有了水，井水的水位突然大幅度上升或下降，井水由苦变甜、由甜变苦等。

3 **出现强烈、怪异的地声：**如雷鸣、大炮或机器轰鸣、狂风呼啸、大树折断声，好似刮风，但树梢不动。持续几秒到几分钟。

4 **出现明亮而恐怖的地光：**五光十色，呈片状、带状、柱状、球状等，亮如白昼；但树无影。持续几秒到几分钟。

5 **有的人也有异常感觉：**地震发生前老人、儿童、患病者的感觉可能更加明显。

6 **初期震动：**地震来临前，会有地面初期震动，人们可感到大地在"颤动"。

🧰 室内避震

1 地震发生时，如果在户内，就待在里面，如果来得及就关掉液化气、电源。

2 身体蜷曲成球形，用被褥、枕头、脸盆、双臂等物保护好头部。

3 室内房屋倒塌以后，大块倒塌体与支撑物形成的三角空间，被称为避震空间或"安全岛"。例如，内墙墙角；厨房、卫生间、储藏室、有良好支撑的内部门道等开间小的地方。

4 如果在平房里，迅速钻到床下、桌下等安全区域，等地震间隙再尽快离开住房，转移到安全的地方。

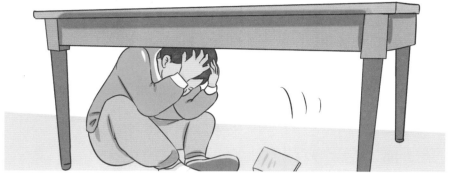

🩹 室外避震

1 选择开阔、安全的地方。远离头顶有电线或有任何可掉落（如招牌、花盆）的地方。

2 避开高大建筑物、烟囱、胡同、架空管道、高压线、变电器、桥梁、山坡陡崖、危岩滚石、河岸地带。

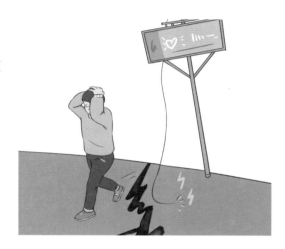

🩹 学校避震

1 如果是上课时发生了地震，不要惊慌失措，更不能在教室内乱跑或争抢外出；要听从老师或领导的安排，有秩序地离开课室。

2 靠近门的同学可以迅速地跑到门外，中间及后排的同学则要尽快地躲到课桌下，用书包护住头部；靠墙的同学要紧靠墙根，双手护住头部。

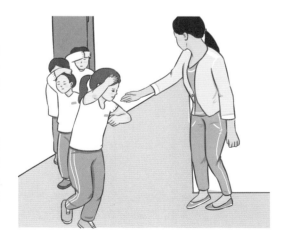

溺水了怎么办

溺水是由于大量的水灌入肺内或遇冷水刺激引起喉痉挛，造成窒息或缺氧，若抢救不及时，4～6分钟内即可导致溺水者死亡。夏季来临，特别是学生及家长们有必要掌握有关溺水的急救知识。

🩺 孩子溺水急救方法

1 将溺水孩子从水中抱出来。抱他时，头部低于胸部，以减少呛水的危险。

2 判断他的病情，如已有呼吸时，脱掉孩子身上所有的湿衣服，将他摆成恢复体位，并给他盖上干的毛巾或毯子。

3 如呼吸很弱或无呼吸，应给他进行心肺复苏术。同时叫人拨打"120"，送孩子去医院。

4 救助者在岸边实行救助时，切不可从正面去拉溺水者，否则溺水者会牢牢抓住你的手臂，使你动弹不得，严重者会将你也拉下水。正确的方法是递给溺水者一截木棍或树枝，溺水者会死命抓住不放，施救者拉住另一端，将溺水者拖上岸。

🩺 孩子游泳时的注意事项

1.孩子游泳前要做好体检，患中耳炎、扁桃体炎、红眼病、发热、皮肤病及慢性病的孩子，暂不宜游泳，必须治愈后才可游泳。

2.若无大人陪伴，小孩不可单独下水游泳；游泳时不要离开大人的视线。

3.不可让孩子在河、湖、水库或无救生设备的海边游泳。

4.下雨、打雷时不可游泳。

抽筋——游泳杀手

抽筋，就是肌肉强直性的收缩，往往是因过度疲劳，游泳过久或突然受冷水刺激造成的。发生抽筋时，要保持镇定，按动作要领进行解除，千万不可慌张忙乱。

常见肢体抽筋的解决办法

1 **手指抽筋：**将手握成拳头，然后用力张开，张开后，又迅速握拳，如此反复数次，至抽筋缓解为止。

2 **手掌抽筋：**用另一手掌将抽筋手掌用力压向背侧并使之做震颤运动。

3 **手臂抽筋：**将手握成拳头并尽量曲肘，然后再用力伸开，如此反复数次。

4 **腿肚子抽筋：**先吸一口气，仰浮水面，用抽筋对侧的手指握住抽筋的脚趾，向身体方向用力拉动，另一只手压在抽筋脚的膝盖上，膝关节伸直。可连做数次至抽筋解除。

5 **腹直肌抽筋：**腹直肌抽筋即腹部（胃部）处抽筋，弯曲下肢靠近腹部，用手抱膝，随即向前伸直。

游泳前防止抽筋的办法

1 游泳者要多吃些肉类、蛋类食品，增加体内脂肪、蛋白质的摄入，还应多吃些甜食。特别在江河游泳，由于水温较低，更应注意多补充体内热量，才能预防游泳抽筋。

2 炎夏酷暑，人们出汗较多，体内一些必需的无机盐被排出，会感到浑身无力，此时若游泳，极易引起抽筋。为此，在每次游泳前喝杯盐开水，对预防抽筋有帮助。

3 游泳时皮肤接触冷水会收缩，毛孔处于关闭状态，代谢产物只能通过尿排出，故而游泳时排尿增多，易引起身体痉挛。因此，游泳爱好者要多吃富含钙、磷的食物。

4 在睡眠不足、过度疲劳、机体抵抗力降低的状态下去游泳，最容易引起抽筋，因而游泳前要注意保持充足的睡眠。

小小蜜蜂不能惹

野外旅行的时候，不仅仅有美丽的风景和各种各样的植物，还会有许多动物，包括各种小昆虫如蚊子、蜜蜂等。这些昆虫和蛇也许不像猛兽那样可怕，但是它们一般是带有毒性的，那么我们遇到了应该怎么办呢?

1 **不要触摸蜇伤处**。如果昆虫的刺仍然留在皮肤内，就用镊子将其夹出。尽可能夹住刺的根部，小心翼翼地拔出。不要夹住刺头，因为这会挤压刺上的毒素囊，使毒素进入伤口。

2 **冷敷叮伤部位，减轻疼痛和肿胀**。大约10分钟，疼痛缓解后，再拿掉冷敷物，使叮伤部位放松。

3 如果小儿的呼吸逐渐变得困难，打电话叫救护车。

4 平时要教育孩子不去草丛玩，郊游时不要带孩子到岩缝边、人少的林中去，以防毒虫咬伤。

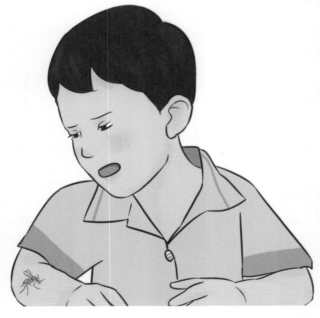

小猫小狗咬了我

在日常生活中，常有孩子不小心被猫和狗等宠物咬伤。因此，在和宠物交往的过程中，千万别因为一些过激的言行而"惹火"它们。无论是小猫还是小狗，只要是被动物咬伤了，都会有可能会染上狂犬病毒。

🩺 狂犬病的可怕

1.猫和狗这些小动物的牙齿有许多细菌，被咬伤后处理不当也可能致命。若被狗咬，存在患狂犬病的危险。

2.狂犬病几乎是死亡率百分之百的可怕疾病，其症状为四肢乏力、烦躁不安、瞳孔散大、唾液过多、出汗、失眠。2～3天后，体温会升高到38℃左右，精神也陷入兴奋状态，开始痉挛，严重者伤口附近的肌肉可能出现麻痹症状，待扩散到全身后就将面临死亡的危险。

🩺 动物咬伤后我应该这样做

1 被猫、狗抓伤或咬伤后，要立即处理伤口，首先在伤口上方扎止血带，防止或减少病毒随血液流入全身。

2 迅速用洁净的水对伤口进行清洗，彻底清洁伤口。不要包扎伤口。

3 迅速前往医院进行诊治，在24小时内注射狂犬病疫苗和破伤风抗毒素。

🩺 我们应该学会如何预防

1.在猫或狗面前，不要突然惊吓它，否则容易被抓伤。

2.当狗在你身边闻气味时，不要惊慌，原地站住不动。当狗追你时，不要抬脚踢它。有效的办法是站住，假装弯腰捡石头打它。

3.抚弄宠物时，手心向下，慢慢接近它。

当心，水里有蚂蟥

蚂蟥生活在水中，我国南方多于北方。在稻田、池塘、湖沼等处劳动、玩耍、游泳、洗澡会被蚂蟥咬伤，蚂蟥头部有一吸盘，当遇到人体的皮肤黏膜处如阴道、肛门、尿道之处，即钻进去吸血。

被蚂蟥咬了会有什么表现

蚂蟥在叮咬过程中无疼痛，故绝大多数没有感觉，少数有瘙痒。蚂蟥无毒，但其口腔腺体分泌液有抗凝作用，故叮咬伤口有较长时间的出血不止。但无红、肿、热、痛及中毒症状。

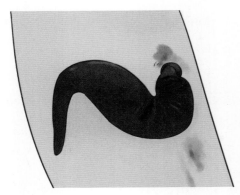

被蚂蟥咬了我们应该这样做

1 发现蚂蟥在皮肤上吸血时，切忌用力强拉其体部，以免拉断，从而使吸盘断入伤口内，引起不易愈合的溃疡。最简单的办法是用手掌连续拍击皮肤和虫体，蚂蟥即可自行退出脱落，也可以用浓盐水、浓醋、酒精、麻醉剂、唾液等置于虫体身上，蚂蟥即自动退出脱落，然后在伤口处涂上红汞、碘酒或甲紫消毒液，加压包扎。

2 如果伤口流血不止，可以在局部用止血剂。

3 如果蚂蟥进入鼻孔或阴道，可以涂蜂蜜、香油等让蚂蟥爬出来。还可以用质量分数为2%的普鲁卡因加质量分为1%的肾上腺素浸湿棉球塞入鼻孔或阴道，使蚂蟥失去活动能力，然后取出。

4 食道或呼吸道内的蚂蟥，可以用浓盐水含漱或灌洗的方法，必要时用气管镜或食管镜将蚂蟥麻醉后取出。